医用画像情報管理の基礎

日本医用画像管理学会

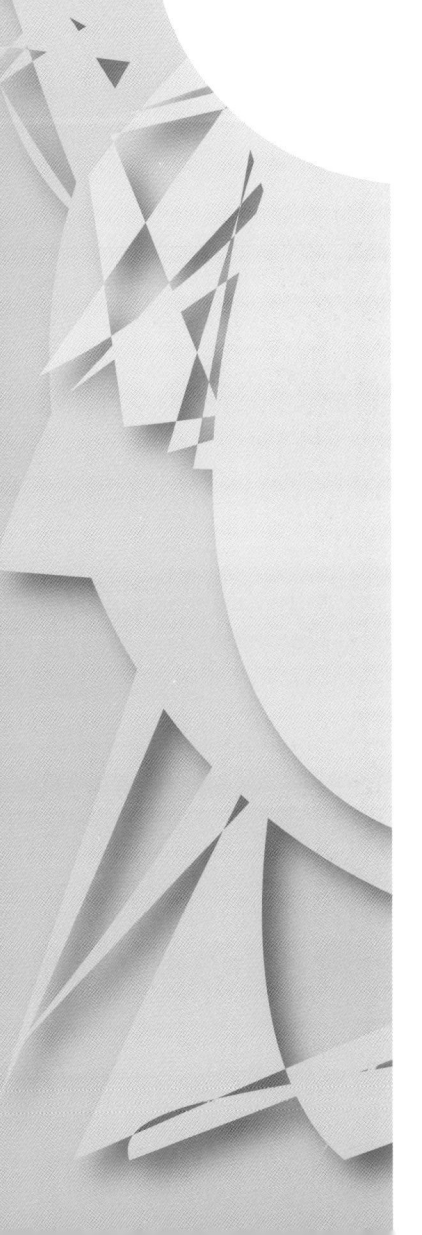

日本放射線技師会出版会

編集者一覧

編集委員

麻生　智彦	独立行政法人　国立病院機構　災害医療センター	
跡田　直利	国立成育医療センター	
阿部　一之	佐賀大学医学部附属病院	
有坂　義一	財団法人　聖路加国際病院	
飯野　克郎	財団法人　脳神経疾患研究所附属　総合南東北病院	
池田　龍二	熊本大学医学部附属病院	
河村　裕介	JA山口厚生連　周東総合病院	
小西　康彦	りんくう総合医療センター　市立泉佐野病院	
佐藤　弘史	独立行政法人　放射線医学総合研究所	
栃原　秀一	熊本大学医学部附属病院	
栃山　博徳	財団法人　津山慈風会　津山中央病院	
松尾　清邦	神奈川県立がんセンター	
松本　俊也	鹿児島大学医学部・歯学部附属病院	
矢野　敬一	東京大学医学部附属病院	

編集協力者

株式会社ジェイマックシステム	上杉　正人
東芝メディカルシステムズ株式会社	木佐貫　明
株式会社東陽テクニカ	小林　直樹
富士フイルムメディカル西日本株式会社	西之園博幸

(アイウエオ順)

序

　医用画像情報システムの急速な普及は，病院経営を大きく変えていこうとしています．医療界のみならず一般社会は，医用画像を扱うことを専らとする診療放射線技師に対して，今後ますますより高度な専門知識と技能を要求するだろうことは容易に推察できます．

　診療放射線技師が医用画像管理の専門家としての知識を身につけることは，医療・福祉に貢献することにほかなりません．

　本書は，診療放射線技師が医用画像情報管理のスペシャリストとして社会的な評価を得るために企画されました．国民により適正な医療を提供するには，医用情報を管理するのに必要な基礎知識の修得が必須です．本書は，電子保存，標準化，医用画像表示装置，医用画像情報システム，放射線情報システム(RIS)，情報セキュリティなどの基礎知識の習得に重点を置いた構成になっています．

　ぜひ，皆様の身近なところに本書を置いていただき，医用画像情報管理の現場で大いに役立てていただきたいと思います．

平成 17 年 9 月吉日
日本医用画像管理学会
会長　阿部　一之

Contents

序 ……………………………………………………………………………………………5

第1章　総　　論

はじめに ………………………………………………………………………………13
医用画像情報の電子化の背景 ………………………………………………………13
医用画像情報ネットワークシステムの概要 ………………………………………15
　　HIS・RIS・PACS …………………………………………………………………15
医用画像情報ネットワーク管理の重要性 …………………………………………17
　　医用画像情報ネットワーク管理の重要性 ……………………………………17
　　医療IT化時代の画像検査 ………………………………………………………17
　　医用画像情報を管理するための対象 …………………………………………18
　　システム導入後の管理面での重要な問題 ……………………………………18
　　医療IT化時代の医用画像情報管理の重要な役割 ……………………………18
　　医用画像情報管理における業務評価での診療放射線技師の重要な役割 …19
医用画像情報管理士に向けて ………………………………………………………19
　　医用画像情報管理面での意義 …………………………………………………19
　　医用画像情報管理での果たすべき役割 ………………………………………19

第2章　電子保存

はじめに ………………………………………………………………………………23
アナログからデジタル画像へ ………………………………………………………23
　　アナログ画像のデジタル化とは ………………………………………………23
　　デジタル化のレベルによる再生画像の再現性 ………………………………24
　　画像のデジタル化のレベル ……………………………………………………24
　　デジタル画像の情報量 …………………………………………………………25
　　デジタル化の目的と発展性 ……………………………………………………26
画像データの圧縮 ……………………………………………………………………27
　　JPEG可逆圧縮 ……………………………………………………………………29
　　非可逆JPEG圧縮 …………………………………………………………………29
　　ウェーブレット変換符号化による画像圧縮 …………………………………31
電子保存に関する法的動向 …………………………………………………………34
　　エックス線写真等の光磁気ディスク等への保存について …………………35

診療録等の電子媒体による保存について ……………………………………………35
　　　法令に保存義務が規定されている診療録及び診療諸記録の電子媒体による
　　　　保存に関するガイドラインなどについて ………………………………………38
　　　民間事業者等が行う書面の保存等における情報通信の技術の利用に関する
　　　　法律等の施行等について ……………………………………………………………41
外部保存に関する法的動向 ……………………………………………………………42
　　　診療録等の保存を行う場所について ……………………………………………43
　　　診療録等の外部保存に関するガイドライン ……………………………………43
　　　「診療録等の保存を行う場所について」の一部改正について ………………44
医療情報システムの安全管理に関するガイドライン ……………………44
　　　診療録および診療諸記録を外部に保存する際の基準 ……………………44
　　　電子保存の3基準の遵守・考え方 ……………………………………………45
まとめ ……………………………………………………………………………………45

第3章　標　準　化

はじめに ……………………………………………………………………………………49
DICOM ……………………………………………………………………………………49
　　　DICOM の生い立ち ………………………………………………………………49
　　　DICOM 規格書 ……………………………………………………………………50
　　　DICOM の基本 ……………………………………………………………………52
　　　データフォーマット ………………………………………………………………53
　　　SOP クラス …………………………………………………………………………57
　　　DICOM 通信 ………………………………………………………………………58
　　　DICOM における患者 ID と患者氏名 …………………………………………58
　　　DICOM のサービス ………………………………………………………………60
　　　DICOM Conformance Statement ………………………………………………65
　　　DICOM のまとめ …………………………………………………………………66
IHE …………………………………………………………………………………………66
JJ 1017 ……………………………………………………………………………………67
まとめ ……………………………………………………………………………………68

第4章　医用画像表示装置

はじめに ……71
CRT モニタの構造および表示原理 ……71
CRT モニタの構造 ……71
CRT モニタの特徴 ……72
液晶ディスプレイの構造および表示原理 ……73
液晶ディスプレイの構造と表示原理 ……73
液晶ディスプレイの特徴 ……74
医用画像表示用グレースケールモニタの階調特性の調整と精度管理 ……75
DICOM PS 3.14 ……75
モニタの経年劣化と精度管理およびキャリブレーション ……76
モニタの精度管理に必要な周辺機器 ……79
まとめ ……80

第5章　医用画像情報システム

はじめに ……85
PACS ……85
検査画像発生装置 ……85
画像サーバ ……90
画像表示系 ……96
ネットワーク ……97
画像配信 ……104
病病・病診連携 ……104
画像の開示 ……105
オフラインによる連携（画像の配布） ……105
その他のシステムとの連携 ……106
RIS/HIS との連携 ……106
レポートシステムとの連携 ……107
保守・管理 ……107
画像発生系（画像診断機器）の管理 ……107
画像保存系（画像保管サーバ）の管理 ……107
画像表示系（画像表示端末・画像表示モニタ）の管理 ……110

運用の管理 ··· 110
　　システム管理者 ··· 112
　システム構築 ··· 112
　まとめ ··· 113

第6章　放射線情報システム（RIS）

　はじめに ··· 117
　RISの情報 ··· 117
　　患者基本情報 ··· 117
　　オーダー情報 ··· 118
　　検査予約情報 ··· 119
　　実施情報 ··· 119
　RISの機能 ··· 119
　　データの入力 ··· 120
　　データの出力 ··· 120
　RISの構築に当たって ··· 123
　　マスタの作成 ··· 123
　　情報の流れ ··· 123
　　通信プロトコル（インターフェース） ··· 124
　まとめ ··· 124

第7章　情報セキュリティ

　はじめに ··· 129
　情報セキュリティ ··· 130
　　情報セキュリティ ··· 130
　　ISMS（Information Security Management System：情報セキュリティマネジメント
　　　システム） ··· 134
　　医用画像管理と情報セキュリティ ··· 143
　個人情報の保護 ··· 147
　　個人情報の保護に関する法律と法律制定の背景 ································· 147
　　個人情報 ··· 160
　　医療における個人情報保護法の概要とその特徴 ································· 163

医療における個人情報のセキュリティ対策 ………………………………………165
　個人情報保護に関するコンプライアンス・プログラムの要求事項
　　（JIS Q 15001）……………………………………………………………………166
　法令遵守 ………………………………………………………………………………168
　その他 …………………………………………………………………………………169

略語集 ……………………………………………………………………………………172

編集後記 …………………………………………………………………………………183

第1章　総　論

はじめに
医用画像情報の電子化の背景
医用画像情報ネットワークシステムの概要
医用画像情報ネットワーク管理の重要性
医用画像情報管理士に向けて

第 1 章 総論

はじめに

多くの医療機関が HIS・RIS・PACS を導入しているが，システム運用上の問題や，さまざまな技術的問題と多大なコストに頭を抱えている．

すなわち，1）参照画像と DICOM オリジナル画像の配信，レポートの配信方法，画像の圧縮率と画像保管容量，画像保管期間，画像保管媒体等，2）マルチベンダー，マルチモダリティを含めた DICOM 規格のサポート，画像表示用モニタの精度管理，3）電子保存3原則に準拠するための運用管理規定の策定，4）システム維持管理費，5）個人情報保護法に対処したセキュリティ管理，6）システム構築，7）システム構築の保守管理など枚挙にいとまがない．

本章では医用画像ネットワークシステムにおける医用画像情報管理の現状と果たすべき役割について述べる．

医用画像情報の電子化の背景

コンピュータ通信技術の高速，大容量化と CT・MR・CR などのモダリティの普及にともないデジタル化された医用画像情報の電子化が急速に進展してきた．平成11年4月22日厚生省（現在は厚生労働省）の「診療録の電子媒体による保存について」の通知を受けて，多くの医療機関が HIS・RIS・PACS の導入と，診療記録を電子化（電子カルテ）して保存・管理するようになった．提唱された電子保存には保存基準，自己責任，運用管理規定の整備が要請された．保存基準については3原則「真正性」，「見読性」，「保存性」があり，自己責任は説明責任，管理責任，結果責任について規定され，運用管理は技術と運用の組み合わせでの対応を要請している（**図1-1**）．

平成14年3月29日，厚生労働省は「保健医療分野の情報化にむけてのグランドデザインの策定について」で，保健医療の情報化計画および目標達成のための道筋，推進のための方策を工程表（**図1-2**）で示している．

PACS 導入施設においては，画像保管容量の増加，想定保存期間の短縮によりライブラリの増設にともなうコスト，あふれたメディアの管理（品質管理と保管場所）に苦慮しつつ，より多くの情報を，迅速に，しかも低コストで長期間にわたり管理・運用しなければならないのが現実である．

第1章 総論

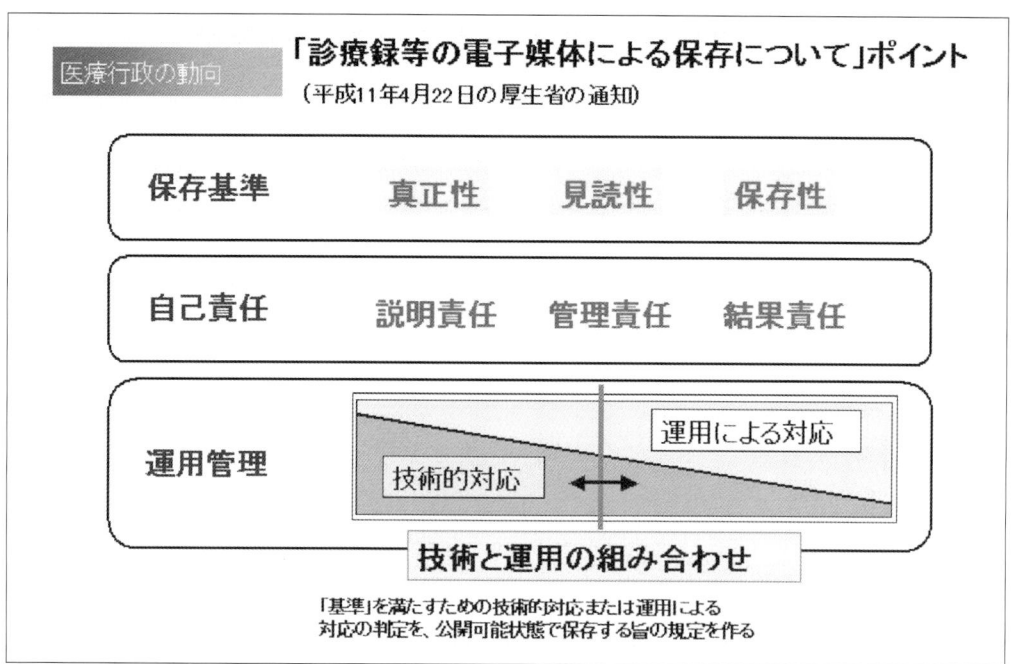

図1-1 診療録等の電子媒体による保存について

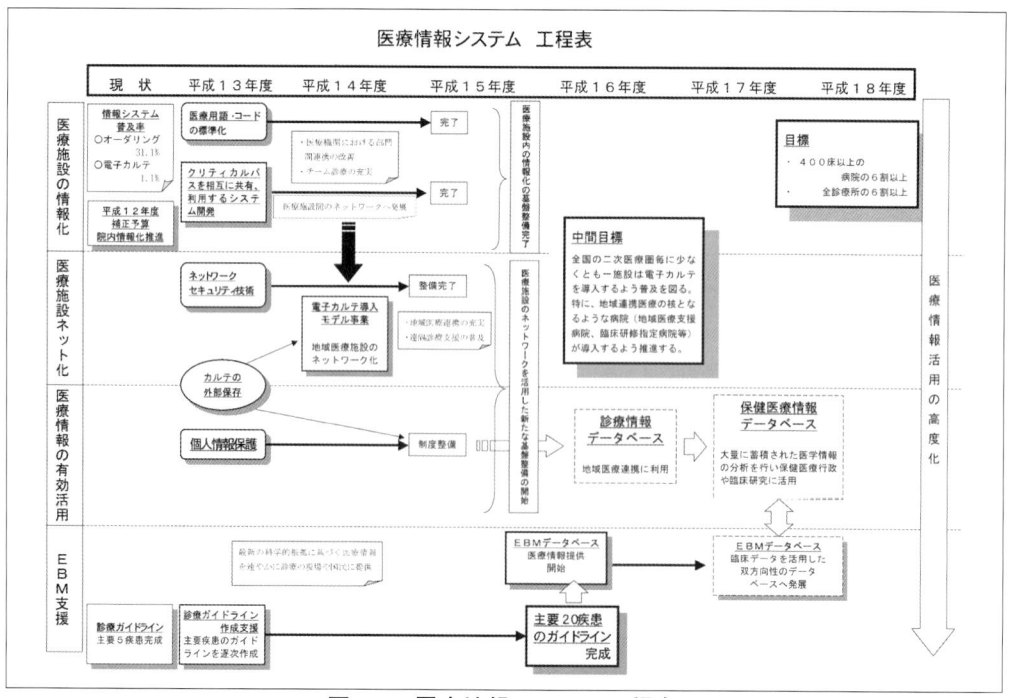

図1-2 医療情報システム工程表

医用画像情報ネットワークシステムの概要

● HIS・RIS・PACS

　HIS(Hospital Information System：病院情報システム)，RIS(Radiology Information System：放射線情報システム)，PACS(Picture Archiving and Communication System：画像保存通信システム)の概念図を示す(図 1-3)．それぞれが有機的に連携し，情報の受け渡しをすることにより，統合的にネットワークを形成することになる．

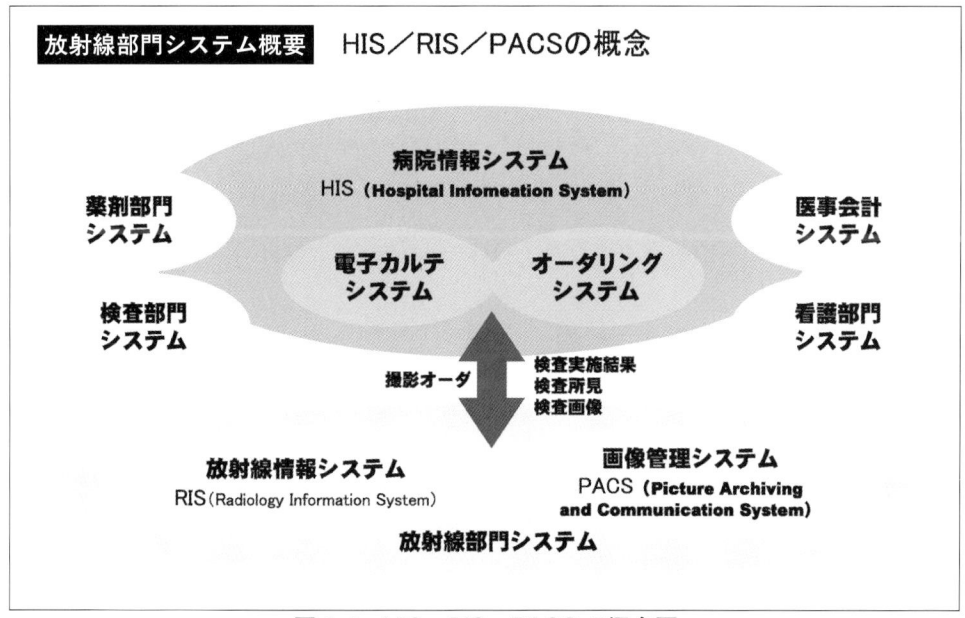

図 1-3　HIS・RIS・PACS の概念図

　次に，診療現場での患者の動きと HIS・RIS・PACS のデータの流れを示す(図 1-4)．

　HIS・RIS・PACS のデータの流れに即したシステム構築の概念図を図 1-5 に示す．

　また，放射線部門での CT の場合について RIS 上でのオーダー情報の流れを例示する．オーダー選択からオーダーの詳細画面，検査実施後の医事会計入力画面，過去の検査履歴画面，画像参照までの一連の流れを表示している(図 1-6)．

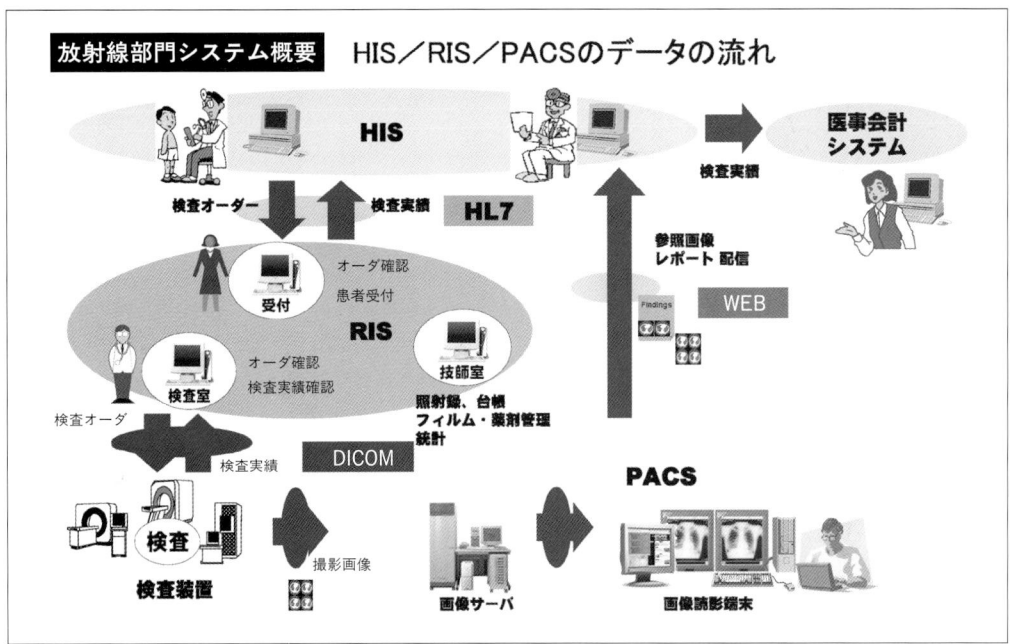

図 1-4　HIS・RIS・PACS のデータの流れ

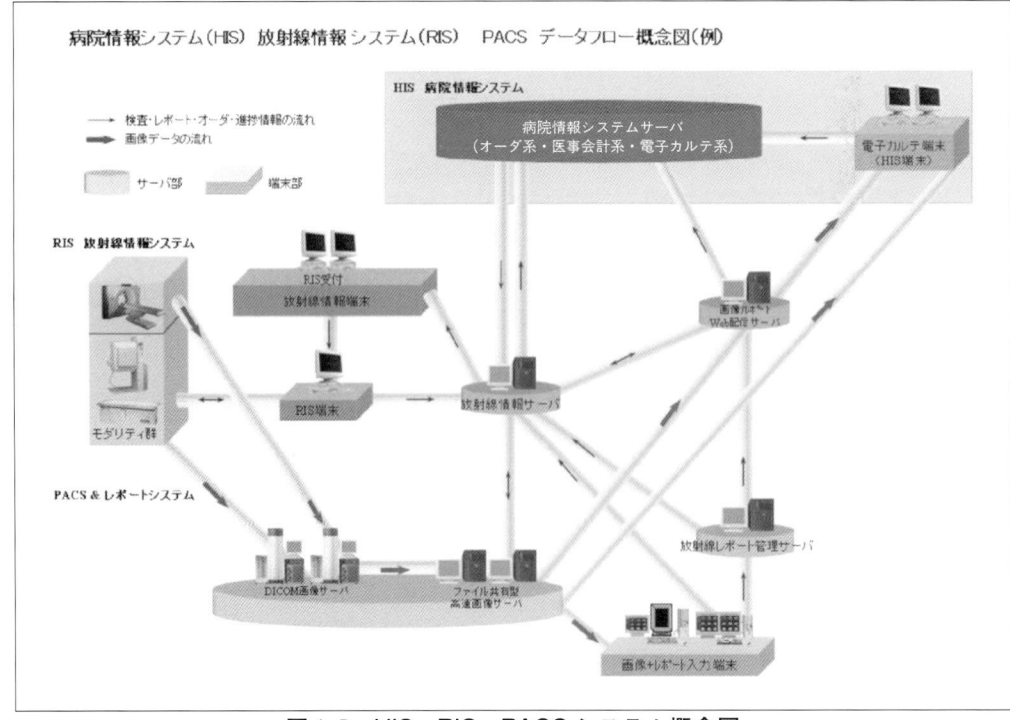

図 1-5　HIS・RIS・PACS システム概念図

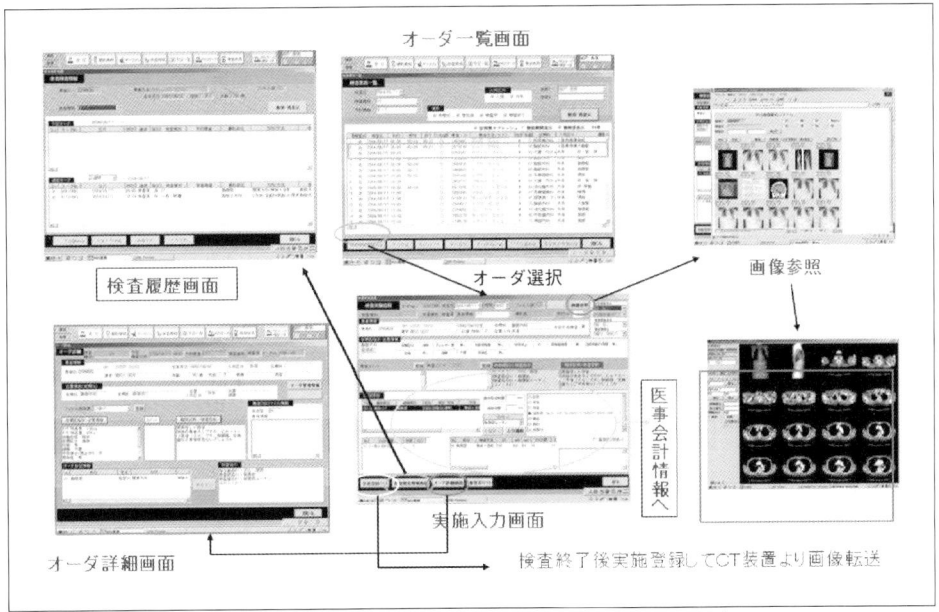

図 1-6　RIS 上でのオーダ情報の流れ(CT の場合)

医用画像情報ネットワーク管理の重要性

医用画像情報ネットワーク管理の重要性

　医用画像の電子化によるデータベースの構築は，いつでも，どこでも，どんな状況でも，よりよい意思決定をサポートするための医療情報の有効利用というだけでなく，診療情報の共有による医療の質の向上，DRG/PPS や EBM など，医療システムそのものを大きく変えていく．

医療 IT 化時代の画像検査

　医療の質の向上を目指すには，「さまざまな情報の統合的な利用」「利用の簡便性」などが重要である．また，検査効率の改善を図ることによって，「情報の一元的な利用」「ペーパレス化」「フィルムレス化」などの無駄をなくすことにつながる．
　では，医用画像情報のシステム化のためには何が要求されるのか．医用画像情報のネットワーク管理において重要視すべき点は，部門内連携はもちろんのこと他部門との部門間連携が必須である．また社会的変化にも対応すべきであり個人情報管理の重要性をしっかり認識しておくとともに，医療経済制度の変化にも柔軟に対応する必要がある．
　医用画像情報の管理面では QC(品質管理)，QA(品質保証)をどのように有機的に連携させるかが重要である．

医用画像情報を管理するための対象

　医用画像情報を管理するための対象として，具体的にはデータ管理，ハードウェア管理，運用管理が挙げられる．

　データ管理については，画像データ，検査依頼データ，予約データ，医事会計情報入力データ，検査マスターデータ，画像所見レポートデータ，物流管理マスターデータがある．

　ハードウェア管理には，画像診断用モニタ管理，サーバ管理，システム端末の管理がある．運用管理については他部門システムとの連携，検査などの業務支援管理，セキュリティ管理，パスワードなどの利用者管理がある．

システム導入後の管理面での重要な問題

　システム導入後の管理面での重要な問題は，インフラ，サーバ，セキュリティ，ネットワーク，組織体制などである．

　インフラの具体的な問題としては，安定な電源の供給，空調システムの整備，停電対策がある．サーバの問題としてはバックアップの要求，部品の冗長化，サーバのRAID対応がある．セキュリティの問題としてパスワード管理，サーバルームのセキュリティ対策，ウィルス対策がある．ネットワークに関する問題としてはLANケーブルや配線，ネットワーク設計の適正さがある．組織体制の問題として，システムダウンなどが発生した場合の対応やバックアップ体制の整備が挙げられる．

医療IT化時代の医用画像情報管理の重要な役割

　医療IT化時代の医用画像情報管理の重要な役割は，システムの運用と管理，診断支援ならびに装置の精度管理に基づく画質管理や業務管理とそれらを評価することにある．診断支援での重要な役割としては患者氏名，IDが正確であることを保証することなどが挙げられる．

　次に撮影(撮像)の完了から画像確認，画像転送，画像配信への一連の連携がスムーズに行われる必要がある．それら一連の連携とは，まず，適正な画像処理が行われ，そして，画像の画質調整も十分に行われたうえで，画像の方向，左右の間違いがないかの適正化を判断することである．また，画像診断用モニタの精度管理も重要である．

　特に，画像表示の整合性は重要で，モダリティで発生した画像とワークステーション上での画像，フィルムプリントした場合の画像，画像診断用モニタの画像との整合性については十分に配慮したシステムの構築と運用を検討すべきと考えられる．それは，医療被ばくの最適化，ポジショニングの適正化，画像処理の適正化，画像処理システムの

精度管理，画像圧縮と患者情報の管理が保証された医用画像情報の転送と画像保管が重要であるとともに，個人情報保護法に対処すべくこれらのデータに対するセキュリティ対策も必須である．整合性の検証とは診断に最適な画像を確定することであり，画質管理用QCフローチャートを作成するのも一考である．

医用画像情報管理における業務評価での診療放射線技師の重要な役割

医用画像情報管理における業務評価での診療放射線技師の重要な役割は，患者へのサービス，すなわち患者満足度の改善と安全性の確保(適正な検査と被ばく線量)にある．また，業務の負荷分析としてはシステム運用上でのトラブル発生時の原因調査やシステム導入前後での業務効率改善調査が必要である．

次に病院経営支援については，ネットワークシステムが物流管理や経営分析ツール(BPR)として重要な役割があるので，これらを有効に活用する必要がある．

医用画像情報管理士に向けて

医用画像情報管理面での意義

デジタル化された医用画像によってもたらされた医用画像情報システムの急速な普及にともない，作業効率の向上が期待されている．さらに，DPC導入することにより病院経営においても経営効率の向上を図らなければならない．画像診断領域が病院全体の1割以上の収益のウエートがあり，診断治療を決定する情報に医用画像情報は不可欠であり，EBMに貢献する．これらより，大量に発生する医用画像情報を管理することは病院経営にとっても非常に重要になってきた．そこで，病院全体において重要な役割を果たすことが医用画像情報管理士に求められている．

医用画像情報管理での果たすべき役割

医用画像情報管理のためには医用画像工学，医療情報の知識と技術の習得が必要であり，最適な医用画像を提供するためには画像診断に適した画像評価能力も求められることになる．

具体的には，システム構築，画像データ収集系，画像表示，画像圧縮，画像容量と画像サーバ，画像配信，画像データ保管，画像診断用モニタの精度管理，外部システムとの連携，セキュリティ対策，保守管理等が医用画像情報管理のために基礎的な知識として必要と考えられるので，第2章以下を参照していただきたい．

また医用画像情報管理の重要な役割として，平成17年4月個人情報法保護法施行にともなうセキュリティ対策をどうすればいいのか．何を保護し，何を守るのか最新の情

報を収集しながら対処していただきたい．

　最後に，適正で質の高い診療に必要なデジタル画像データを提供するには，システムの効果的な運用や管理について，それぞれの医療機関が明確な方針と方策を有することが求められている．

　すなわち，医用画像情報管理士の果たすべき役割として，最適なシステムの構築と運用，システム運用上の問題点の的確な把握，信頼性の高いシステム運用のサポートとシステムトラブル発生時の迅速な現場対応にある．

参考文献

1) 尾崎能久：システム構築の概要．第6回放射線画像情報システム研究会セミナー（講義資料），佐賀，2004．
2) 池田龍二，奥田保男，小笠原克彦，小西康彦，吉野秀佳：医用画像情報管理で放射線技師の果たすべき役割．日本医用画像管理学会誌，Vol.1, 12-27, 2004．
3) 日本放射線技師会・編：医用画像ネットワークシステムの現状と展望——IT先進国に学ぶべきことと医用画像情報管理士への期待——．日韓学術テーマシンポジウム，第20回放射線技師総合学術大会コングレスブック，23-28, 2004．
4) 日本医用画像管理学会・編：医用画像ネットワークシステムの現状と展望．日本放射線技師会雑誌，Vol.52, 1221-1231, 2005．
・日本医用画像管理学会：http://www.jart.jp/section/jsmin
・放射線画像情報システム研究会：http://rmiis.info/
・医用マルチメディア研究会：http://medical-multimedia.net/

第2章　電子保存

はじめに
アナログからデジタル画像へ
画像データの圧縮
電子保存に関する法的動向
外部保存に関する法的動向
医療システムの安全管理に関するガイドライン（厚生労働省）
まとめ

第 2 章
電子保存

はじめに PACSの構築には，画像データの電子化が必須条件である．また，画像データはテキストデータなどの文字情報と比較してデータ量が大きい．長期間の保存や通信環境を考えると，データ量をできるだけ小さくしておくほうが便利である．ここでは，画像データのデジタル化，圧縮の手法，電子保存に関する法的な動向について説明する．

アナログからデジタル画像へ

アナログ画像のデジタル化とは

視覚している画像，例えば写真，風景などは，すべてアナログデータの画像を観察している．アナログとは，図 2-1 に示すように，空間的に連続的なデータ(光の強さ)列をいう．デジタル化とは，図 2-2 に示すように，連続的なデータを空間的に区切り(サンプリング，あるいは標本化)，区切られた範囲(画素，pixel)でのデータ値を，飛び飛びの数値列で表現する(量子化)ことである．デジタル化されたデータはそのままでは観察できず，デジタルデータを再度アナログデータに変換して観察することになる．

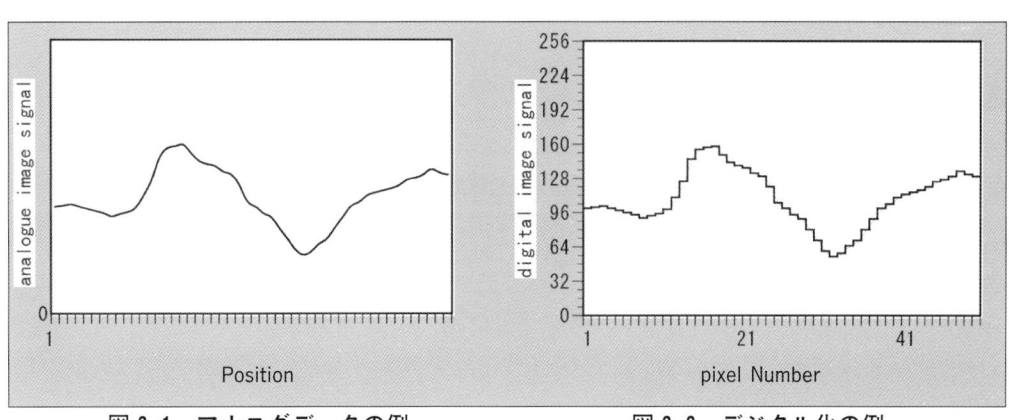

図 2-1　アナログデータの例　　　　図 2-2　デジタル化の例

デジタル化のレベルによる再生画像の再現性

アナログ画像からデジタル画像へ移行しつつあるものの代表がFCRである．以下FCRを例にとって解説する．

デジタル化する際，できるだけオリジナル画像に近づけるためには，図2-1，2-2を比較すればわかるように，空間をできるだけ細かく区切り（画素サイズを小さくする，サンプリングを細かくする），かつその画素でのデータ値をできるだけ細かく刻めばよい（細かく量子化をする，濃度レベルを高くする）ことがわかる．この区切り方でデジタルデータの空間分解能と濃度分解能が決まる．すなわち，空間分解能は標本化作業に影響され，濃度分解能は量子化作業に影響される．

デジタル化レベルを粗く取りすぎると図2-3，2-4のようにモザイク画像になったり，等高線がでる画像になってしまう．しかしながら，画像は最終的に目視されるので，目の分解能より細かく分割しても意味を持たない．むやみに細分化することは画像のデータ量が多くなるだけで経済的，運用的に非効率である．

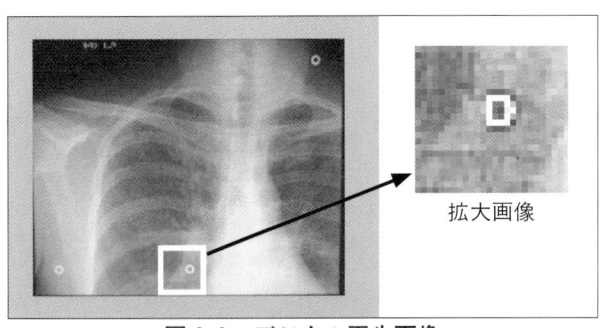
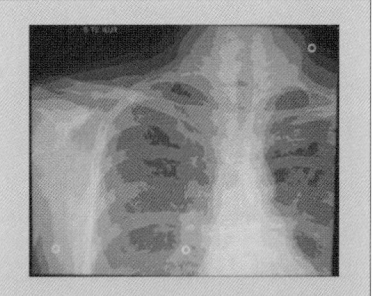

図 2-3　デジタル再生画像
1.25 pixel/mm（800 μm），10 bit
画素サイズが大きいためモザイクが発生

図 2-4　デジタル再生画像
10 pixel/mm（100 μm），4 bit
濃度レベルが低いため等高線が発生

画像のデジタル化のレベル

FCR画像の読み取りデジタル化レベルは，通常のエックス線写真を分解能の高いフィルムデジタイザで十分細かくする．具体的には，50 μm/pixel（20 pixel/mm）にして，さらに12 bit/pixelデジタル化し，コンピュータ処理で順次デジタル化レベルを落とした後，レーザプリンタを用いてフィルムに再生し，それらをエックス線診断という観点で主観的，統計的に評価するという形で検討した．具体的には，複数の放射線科読影医師によりオリジナルのエックス線写真と再生写真とを比較し評価した．あらゆる撮影対象と被写体サイズ（IPサイズ）についてこのような評価を繰り返し，現在のFCRのデジタル化のレベルが決定された．

デジタル画像の情報量

画像の情報量は，図 2-5 で示されるように，画素数と濃度分解レベルの積で表される．例えば，縦 4096 画素，横 4096 画素で濃度分解レベルを 8 bit とすると，その情報量は 4096×4096×8(bit) となる．通常，情報量は Mbyte で表され，1 M(メガ)byte が 1024 K(キロ)byte，1 Kbyte が 1024 byte（コンピュータで扱う場合は 1000 の単位ではない），1 byte が 8 bit である．8 bit を 1 byte に置き換えて計算すると，4096×4096×1(byte)＝16777216(byte) となる．単位を換算すると，16777216(byte) は 16384(Kbyte)，16(Mbyte) となる．

すなわち，縦 4096 画素，横 4096 画素，濃度分解レベル 8 bit の画像の情報量は 16 Mbyte となる．

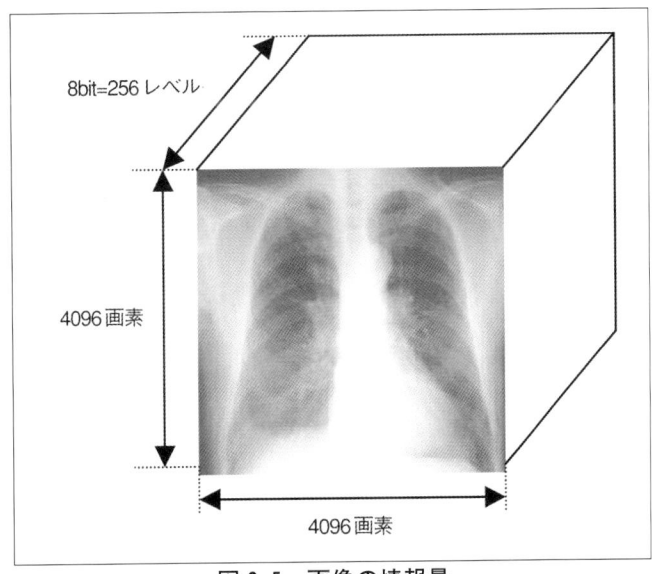

図 2-5　画像の情報量

FCR のデジタル化レベルは先述した実験から定めてある．FCR のイメージングプレート(以下 IP)の読み取りには，標準モード(ST)と高精細モード(HQ)の 2 種類があり，標準モードでは IP サイズにより画素サイズを変えている．また高精細モードではすべての IP で画素サイズを 100 μm としている(表 2-1)．

表 2-2 に FCR の情報量を示す．この表からもわかるとおり FCR 画像は，1 画像あたりのデータ量が多く取扱いが困難である．そこで，画像の圧縮，蓄積媒体の高密度化が重要となる．

表 2-1　FCR の読み取りモード

読み取りモード	IP サイズ	画素サイズ	密度
ST	半切，大角	200 μm	5 pix/mm
ST	4つ	150 μm	6.7 pix/mm
ST	6つ	100 μm	10 pix/mm
HQ	すべて	100 μm	10 pix/mm

表 2-2　FCR の情報量

読み取りモード	IP サイズ	画素数（長さ/画素サイズ）	濃度分解能 bit	情報量 Mbyte	情報量（DICOM） Mbyte
ST	半切	1760×2140	10	4.5	7.2
ST	大角	1760×1760	10	3.75	6
ST	4つ切	1670×2010	10	4	6.4
ST	6つ切	2510×2000	10	6	9.6
HQ	半切	3520×4280	10	18	28.8
HQ	大角	3520×3520	10	15	24
HQ	4つ切	2505×3015	10	9	14.4
HQ	6つ切	2510×2000	10	6	9.6

● デジタル化での単位の説明

通常，デジタル画像の空間分解能を pixel/mm で表現する．例えば，1 mm 四方の区域を 5×5 に区切ったときは 5 pixel/mm となる．このとき画素サイズは 200 μm である．

また，濃度分解能を bit で表現する．bit とは 2 進法での桁数であり，例えば 10 bit は 2^{10} で 1024 レベルとなる．このとき，濃度 0.0～3.0 を均等に割り付けると，区別できる濃度幅は 3/1024≒0.003 となる．

前述のように，情報量(Mbyte)は画素数と濃度分解レベル(byte)の積で計算されるが，通常のコンピュータあるいは DICOM フォーマットで扱う場合は注意が必要である．例えば濃度分解レベルが 10 bit であるとき，10 bit は 1 byte (8 bit)では表せないため 2 byte で表す．言い換えれば 10 bit の濃度分解レベルは DICOM フォーマット上 2 byte で扱われ，データ量の計算時には 16 bit と同じ扱いとなる．表 2-2 において DICOM 画像の情報量が増えているのはこのためである．

● デジタル化の目的と発展性

デジタル信号はアナログ信号に対してノイズに強くデジタル処理が行えるというメリットがある．ノイズに強いメリットは，繰り返しの記録や再生に対してデータが劣化しない点，電送時の外部ノイズによる信号劣化が少ない点が挙げられる．デジタル処理

に関しては，周波数処理や階調処理などのさまざまな画像処理を付加することで，より診断しやすい画像に変換させることが可能となった．特に，肺野や乳腺などの部位ではデジタル化された数値やその存在パターンをコンピュータに自動認識させて，診断支援に役立てるCAD(Computer Aided Diagnosis)システムがすでに実用化されている．

また，運用面からもデジタル信号はアナログ信号に対し優位である．フィルム運用の場合，取扱い上の傷や汚れは防げない．皮肉なことに，重要なフィルムほど頻繁に使用されるため傷んだり，汚れたり，紛失したりする危険性は高い．さらに，保管スペースの問題も無視できない．

デジタル化の運用面でのメリットは，フィルムの破損や紛失に対する対応，保管スペースの問題に対する対応が同時にとれる点である．デジタル化の強みを最も生かすにはネットワークの構築による種々の運用面での効率化を図ることであろう．電子保管された画像を，さまざまな場面で運用し，診断精度の向上，患者サービスの向上が図られていくものと推察される．そのためにも，質の高い画像(情報量が大きく重いデータ)をオンデマンドで運用できるシステム構築が重要な課題となる．

また，文字情報(診断情報，カルテ，照射録，会計情報，患者リストなど)とリンクさせることでさまざまな施設内の効率化が期待できる．現在はフィルムを出力して，その画像で診断している施設が多いが，今後は「より経済的に」「よりスピーディーに」をモットーとしてソフト画像診断(モニタ診断)に移行していくと考えられる．

画像データの圧縮

画像データ圧縮技術はファイリングやネットワーク通信において，「画質」「保存コスト」「転送時間」などの重要な要素を決定する技術である．また，医用画像情報システムの普及により，モニタ診断が本格化した現在，これら画像表示端末における画質レベルや端末への画像転送時間が重要視されている．そこで，本章では，従来行われてきた圧縮技術を振り返り，かつ医用画像情報システムの運用に適した画像データ圧縮技術方式を紹介する．

●可逆圧縮と非可逆圧縮

データの圧縮方法には可逆圧縮と非可逆圧縮の2種類がある．

可逆圧縮とは，圧縮したデータを復元した際に，データの欠損が一切ない圧縮方法である．これに対し，非可逆圧縮とは圧縮したデータを復元した際にデータの欠損が存在

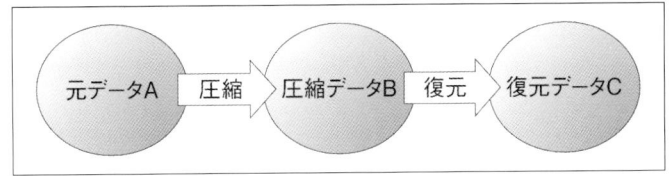

する圧縮方法である．

可逆圧縮では

元データ A ＝ 復元データ C

となるが，非可逆圧縮では

元データ A ≠ 復元データ C

となる．可逆圧縮では復元時にデータの欠損が生じないように圧縮するので，高い圧縮率は期待できない．一方，非可逆圧縮は元データの情報を間引いて圧縮するので，圧

圧縮方法	データの復元状態	圧縮率
可逆圧縮	元データと全く同じ情報に復元する．（データの欠損は発生しない）．	高い圧縮率は期待できない．
非可逆圧縮	元データの情報量通りには復元しない．（データの欠損が発生する）．	高い圧縮率を期待できる．

縮の方法によってはかなり高い圧縮率を得ることができる．

● **画像データ圧縮技術の動向**

現在各メーカの医療画像用ファイリングシステム，およびネットワークシステムにおいて用いられている画像データ圧縮方式の分類を **表 2-3** に示す．JPEG の影響もあって DCT：Discrete Cosine Transform（次ページ参照）が多くを占める．ただし DCT といっても JPEG と等価ではなく，圧縮アルゴリズムにより性能は異なる．最近，JPEG 2000 と呼ばれる次世代の圧縮技術の標準化が始まった．これは，ウェーブレット変換符号化を想定している．

表 2-3　画像データ圧縮手法の分類

分類	方式	特徴
予測符号化	予測差分符号化	予測誤差情報をハフマン符号化する可逆圧縮として一般的な方式．
	補間符号化	空間的分解能の劣化によるボケは生じるが自然な画像が得られる．
変換符号化	DCT（離散コサイン変換）	ブロックごとに DCT を行い，画像情報を周波数成分に分解した後圧縮する方式．圧縮率によってはブロック歪が生じる．
	DCT（JPEG）	国際標準方式．画質的な特徴は同上である．
	フルフレーム DCT	ブロック歪はないが，圧縮率はブロック DCT に比べ劣る．
その他	ブロック符号化	画像を類似している部分の固まりとして符号化する．歪が生じやすい．
	ベクトル量子化	画像ブロックをベクトル表現して量子化する．画素欠陥が生じやすい．

● JPEG 可逆圧縮

可逆圧縮とは，圧縮した画像を復元したときに，まったく元の画像に復元できる方法をいう．例えば，データ値 8 が 10 個並んでいるとき，データは，8，8…8 というより 8 が 10 個あると記憶したほうが記憶の数は少ない．この場合，ある規則をつけておけば完全に復元できる．

画像は連続しているものであり，隣との差分値に置き換えると，データ値の分布が狭くなり，圧縮されやすくなる．JPEG 可逆圧縮は**表 2-4** のようにデータ変換し，頻度の高いものに短い符号を与える（ハフマン符号化）ことで画像を圧縮する．**表 2-4** に示した計算例では 33％に圧縮されたことになる．

表 2-4 JPEG 可逆圧縮の計算例

元データ 8 bit
情報量 8 bit×16＝128

122	123	122	123	123
121	122	120	122	122
122	124	121	124	122
123	123	122	120	120

差分データ

1	−1	1	0
1	−2	2	0
2	−3	3	−2
0	−1	−2	0

ハフマン符号化
42 bit　33％に圧縮

差分	頻度	ハフマン符号		頻度×bit
0	4	00	2	8
1	3	01	2	6
−2	3	100	3	9
−1	2	101	3	6
2	2	110	3	6
−3	1	111	3	3
3	1	1000	4	4

合計　42

● 非可逆 JPEG 圧縮

● 2 次元 DCT（離散コサイン変換）

$$F(uv) = 4c(u)c(v)/N^2 \Sigma f(ij) \cos(2i+1)u\pi/2N \times \cos(2j+1)v\pi/2N$$

$c(u), c(v) = 1/\sqrt{2}$ ($u, v = 0$), 1 ($u, v = 1 \ldots N-1$), 0 (otherwise)

F(uv)：変換された係数，f(ij)：原画像データ

DCT そのものは画像圧縮されるものではないが，DCT により，画像によらず，変換された係数は圧縮されやすい形に変換される．

1．低周波成分ほど大きな係数値となる．
2．全交流成分の変換係数値の分布は 0 にピークを持つラプラス分布となる．

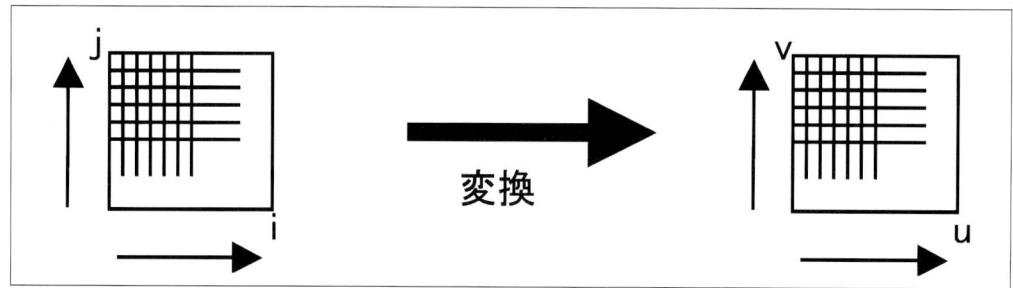

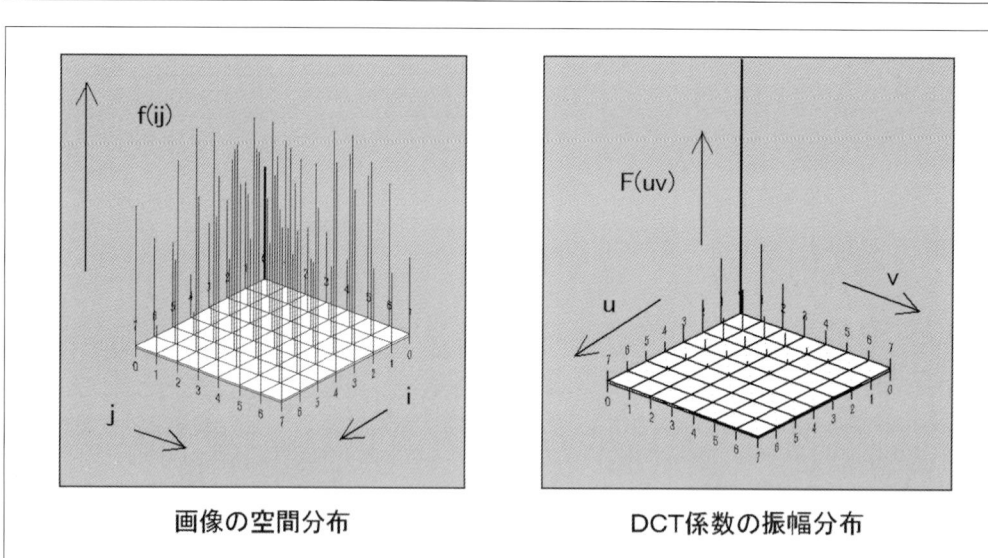

画像の空間分布　　　　　　　　DCT係数の振幅分布

● 量子化と符号化

1．変換された，F(uv)に対して，ある量子化行列 Q(uv)を定める．この行列は周波数が大きいもの(即ち，行列の右下に行くほど大きな数字)を与える．

$D(uv) = \{F(uv)/Q(uv)\}$

2．D の行列での丸め処理(小数点以下の切り捨て)により高周波成分が 0 となり多くの情報が消え，圧縮される．この過程が非可逆．量子化テーブル Q(uv)と丸め処理の程度が圧縮率と画質を決定する．

3．直流成分 D(00)と交流成分 D(uv)を別々に処理．D(00)の各ブロックの数字は隣との相関が高く，差分処理ハフマン符号化で圧縮．

4．交流成分は，ジグザグで成分を並べ，ハフマン符号化で圧縮する．

● JPEG 非可逆圧縮の画像

　JPEG は 8×8 画素を 1 ブロックとしたブロック DCT 符号化である．圧縮率が上がるにつれ，復元画像は劣化する．高周波成分が徐々に失われ平坦な画像となる．ブロック境界や鋭いエッジを含むブロックでブロック歪やモスキート雑音と呼ばれるアーチファクトが発生しはじめる．

量子化テーブルの例

Q(uv)								D(uv)						
3	5	7	9	11	13	15	17	151	10	−9	4	−1	0	0
5	7	9	11	13	15	17	19	−5	−1	−3	0	−1	0	0
7	9	11	13	15	17	19	21	5	2	0	1	1	0	0
9	11	13	15	17	18	20	22	3	0	0	1	0	0	0
11	13	15	17	19	21	23	25	−2	1	0	0	0	0	0
13	15	17	19	21	23	25	27	1	0	0	0	0	0	0
15	17	19	21	23	25	27	29	0	0	0	0	0	0	0
17	19	21	23	25	27	29	31	0	0	0	0	0	0	0

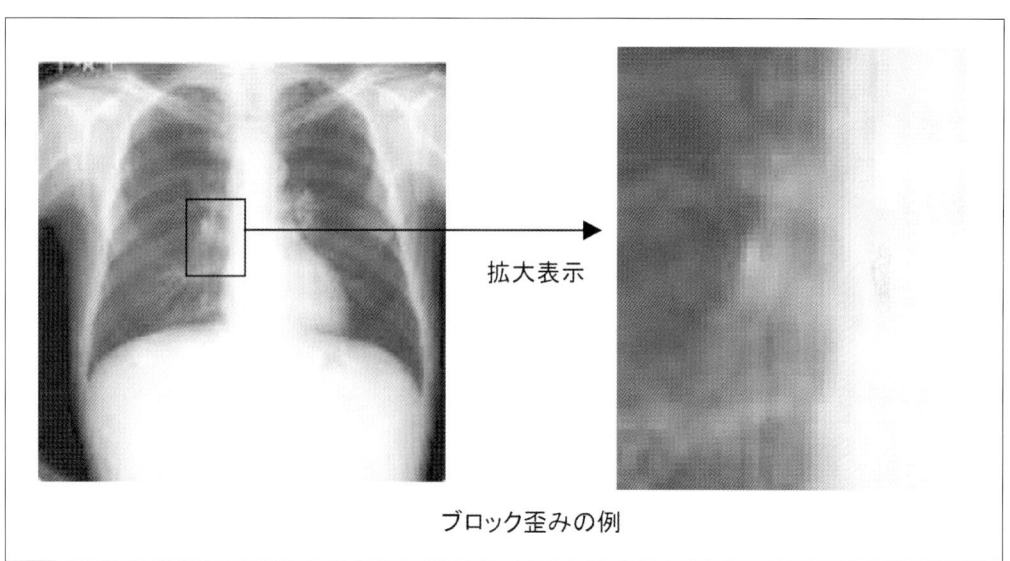

ブロック歪みの例

● ウェーブレット変換符号化による画像圧縮

●ウェーブレット変換

　ウェーブレット変換はフィルタ処理とサンプリング処理から構成される．すなわち，図 2-6 で示されるようなローパスフィルタ，およびハイパスフィルタを通し，データ量 1/2 のそれぞれの画像を作る．

2次元の画像では，水平方向にウェーブレット変換処理を行った後，垂直方向にウェーブレット変換処理を行うことにより，原画像に対し水平垂直方向とも画素数が半分に間引きされた4つのサブバンドデータに分解される．

4つのデータのうち，LLは水平垂直ともに低周波数成分のデータ，LHは水平方向には低周波数成分，垂直方向には高周波数成分を持ったデータ，HLは水平方向には高周波数成分，垂直方向には低周波数成分を持ったデータ，HHは水平垂直方向ともに高周波数成分のデータとなる．

さらに，こうして得られた低周波数成分（LL）に対し階層的にフィルタリングとダウンサンプリング処理を繰り返すことにより解像度の異なる複数の周波数成分に分解される（図2-7）．図2-8にウェーブレット変換により分解された3階層の胸部CR画像データを示すが，分解されたデータの全画素数は原画像と同一となる．

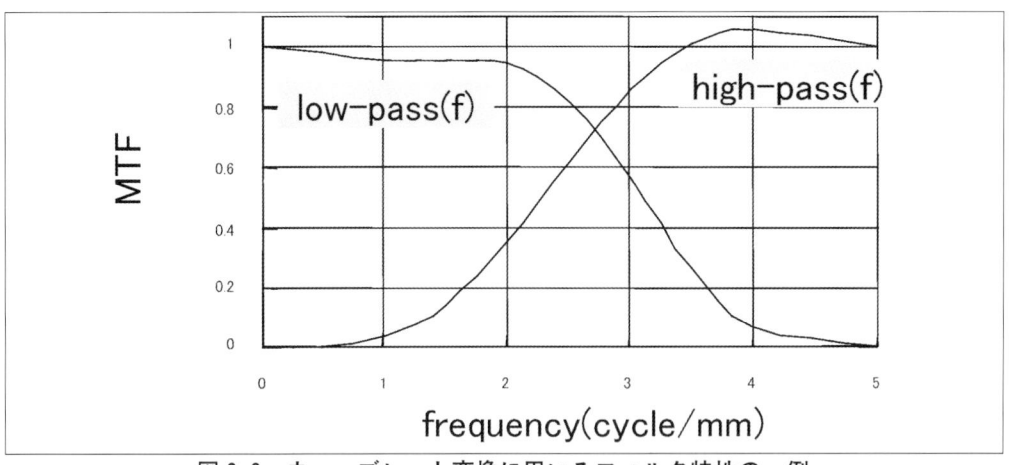

図2-6　ウェーブレット変換に用いるフィルタ特性の一例

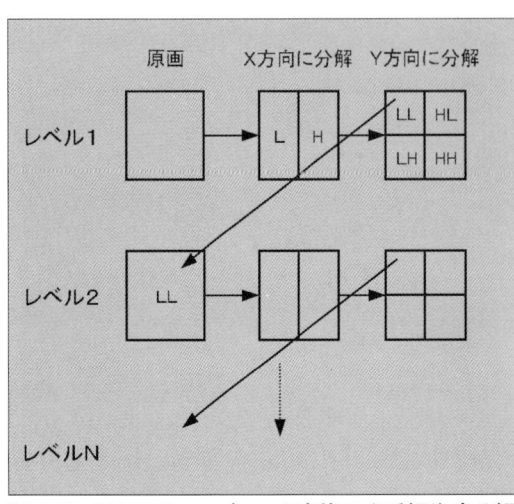

図2-7　2次元ウェーブレット変換の多重解像度分解

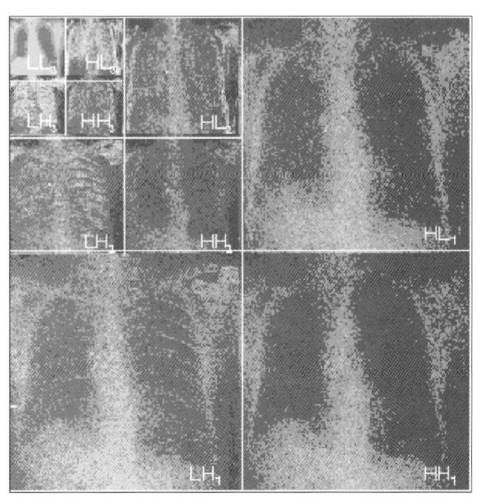

図2-8　レベル3のウェーブレット変換画像

●ウェーブレット変換符号化による画像圧縮

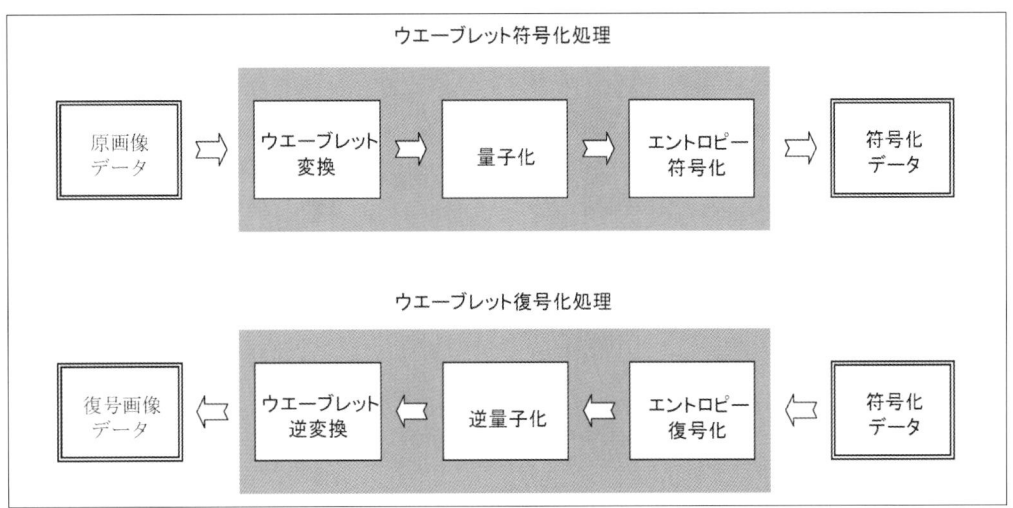

●量子化

　ウェーブレット変換符号化による画像圧縮と圧縮した画像の復元処理は，上記のブロック図が示すように，解像度ごとに分解され，量子化される．ここで画像の圧縮比率と画像の質が決まる．

　量子化にはさまざまな方法があるが，一律に一定の量子化を行うことにより，解像度別に量子化の程度を決めたほうが，画像と圧縮率の関係がよくなると思われる．

●エントロピー符号化

　量子化された変換データを画像の劣化を起こすことなく圧縮することである(可逆圧縮)．前述したハフマン符号化は，エントロピー符号化の代表的な手法である．

●ウェーブレット変換符号化による画像圧縮の復元画像の性能

　JPEG非可逆圧縮では，圧縮率が大きくなると発生しやすくなるブロック歪は，ウェーブレット変換符号化では，ブロック処理をしていないことによって発生しない．特に，高圧縮率の場合はJPEGを凌駕するといわれる．

●ネットワークへの応用

　ウェーブレット符号化により符号化されたデータは解像度の低い成分から高い成分の順に並び替えられた後，ファイルとしてサーバなどに格納される．符号化データを利用する場合は，すべてのデータを利用して原画像と同じ画素数の精細な画像データを再生することも可能であるが，途中までの解像度情報のみから画像データを復元することも可能である．その場合，全符号化データを用いる場合に比べ，ハードディスクなどからの読み出し時間，ネットワークの伝送時間，復号処理時間が短縮され迅速な画像再生が可能となる．

第2章 電子保存

電子保存に関する法的動向

　平成6年3月29日，通達「エックス線写真等の光磁気ディスク等への保存について」が発せられ，それ以降，医用画像の電子保存に関する幾つかの通達・ガイドラインが，関係省庁から示されてきた．下記の図2-9に，その大まかな流れを示す（ただし，この図2-9は，医用画像に直接関わる通達・ガイドラインのみをピックアップしており，個人情報保護関係法案や，医用画像以外の診療録などの関連法令を省いていることに注意されたい）．

　その後，医用画像の電子保存は，平成11年に通達「診療録等の電子媒体による保存について」により，医用画像に限定されたものではなく「診療録等」という形で出されるようになってきた．その背景には，電子カルテに代表されるように画像だけでなく医療全体での電子化（情報化）が進んでいる現状がある．また，個人情報保護法の施行，e-文書法[*1]や電子署名法など，関連法令が整備されてきたことも影響し，医療で情報システム導入，および外部保管を行う場合に必要な指針を，一つのガイドライン（平成17年医療情報システムの安全管理に関するガイドライン）に集約されて公表された．

　以下，電子保存に関する主な法令・ガイドラインについて解説するが，皆様がこのテキストに目を通しているときには，新しい通達が出されていることも考えられる．これ

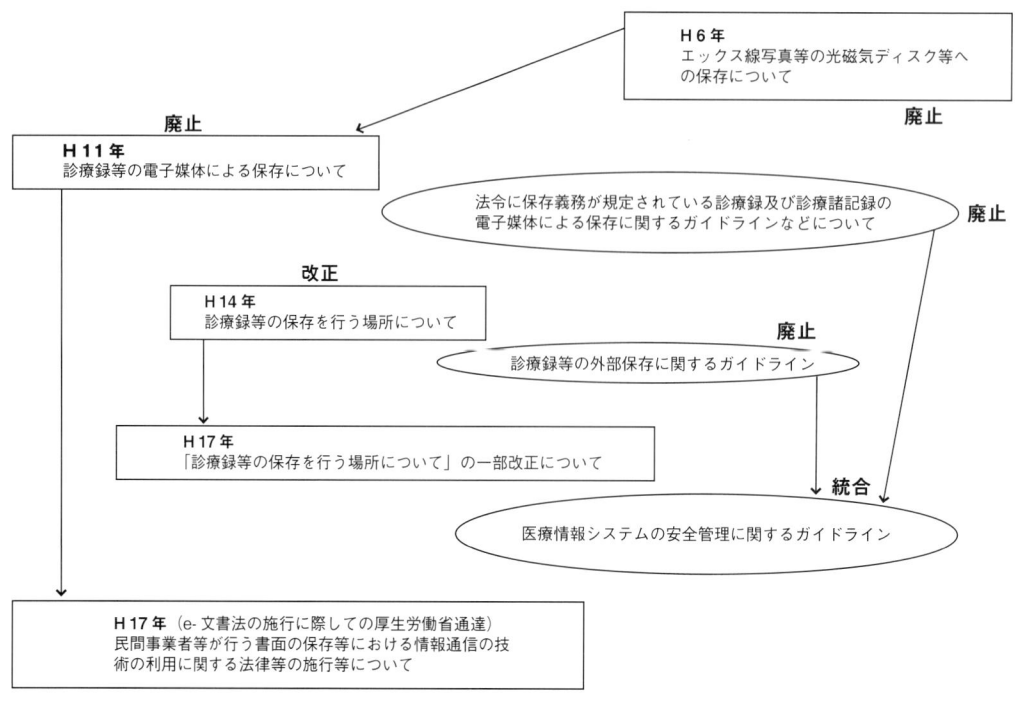

図2-9　医用画像の電子保管に関する通達（□は通達，○は資料）

ら通達・法令の原文は関係省庁などのホームページから入手できるので，常に最新のものを手元に置いて，このテキストを「法令の原文を理解するための手引き」として，活用してもらいたい．

*1；e-文書法
　2004年11月に制定され，保存が義務付けられた文書の電子化を認める法律．施行は2005年4月．帳票類や財務諸表，取締役会の議事録など，商法や税法などで企業に保存が義務付けられている文書について，電子化された文書ファイルでの保存を認めている．また，紙の文書をスキャナで読み取った画像データも一定の要件を満たせば原本として認められる．
　通則法「民間事業者等が行う書面の保存等における情報通信の技術の利用に関する法律」と，整備法の「民間事業者等が行う書面の保存等における情報通信の技術の利用に関する法律の施行に伴う関係法律の整備等に関する法律」の2本の法律を「e-文書法」という．

エックス線写真等の光磁気ディスク等への保存について（健政発第二八〇号）

　平成6年3月29日に各都道府県知事あて厚生省健康政策局長通知として，エックス線写真などに代わって，光磁気ディスクなどの電子媒体に保存を認める通達が発せられた．
　この通達では，電子媒体による保存に用いる機器の技術的基準を定めており，**表2-5**の基準を満たす必要があった．なお，この通達は平成11年の健政発第五一七号により廃止された．

表2-5　電子媒体による保存に用いる機器の技術的水準（健政発第二八〇号）

安全性	オリジナル画像の区別．改ざん防止，プライバシー保護．
再現性	正確な記録，長期保存でデータ劣化がない．
共通利用性	異なるメーカーの異なるシステムで記録，保管，表示が正常に機能する．

診療録等の電子媒体による保存について
（健政発第五一七号・医薬発第五八七号・保発第八二号）

　平成11年4月22日に，健康政策局長，医薬安全局長，保険局長の連名で，都道府県知事あてに，施設の電子保管に関する自己責任，および保管媒体の規制緩和の内容の通達がなされた．この通達ではエックス線写真だけでなく**表2-6**に示す診療録などにも電子保存が認められたが，平成17年，通達「民間事業者等が行う書面の保存等における情報通信の技術の利用に関する法律等の施行等について」（「民間事業者等が行う書面の保存等における情報通信の技術の利用に関する法律等の施行等について」で後述）が発

表 2-6　電子保存が認められた診療録等

1	医師法（昭和23年法律第201号）第24条の診療録
2	歯科医師法（昭和23年法律第202号）第23条の診療録
③	保健師助産師看護師法（昭和23年法律第203号）第42条の助産録
④	医療法（昭和23年法律第205号）第52条の財産目録及び貸借対照表並びに損益計算書
5	歯科技工士法（昭和30年法律第168号）第19条の指示書
6	薬剤師法（昭和35年法律第146号）第28条の調剤録
⑦	外国医師又は外国歯科医師が行う臨床修練に係る医師法第十七条及び歯科医師法第十七条の特例等に関する法律（昭和62年法律第29号）第11条の診療録
8	救急救命士法（平成3年法律第36号）第46条の救急救命処置録
⑨	医療法施行規則（昭和23年厚生省令第50号）第30条の23第1項及び第2項の帳簿
⑩	保険医療機関及び保険医療養担当規則（昭和32年厚生省令第15号）第9条の診療録等（作成については，同規則第22条）
⑪	保険薬局及び保険薬剤師療養担当規則第6条に規定されている調剤録（作成については，同規則第5条）
⑫	臨床検査技師，衛生検査技師等に関する法律施行規則第12条の3の書類（作成については，同規則第12条第14号及び第15号）
⑬	医療法（昭和23年法律第205号）第21条第1項の記録（同項第9号に規定する診療に関する諸記録のうち医療法施行規則第20条第10号に規定する処方せんに限る.），同法第22条の記録（同条第2号に規定する診療に関する諸記録のうち医療法施行規則第21条の5第2号に規定する処方せんに限る.），及び同法第22条の2の記録（同条第3号に規定する診療に関する諸記録のうち医療法施行規則第22条の3第2号に処方せんに限る.）（第二 2(4)を参照のこと.）
⑭	薬剤師法（昭和35年法律第146号）第27条の処方せん（第二 2(4)を参照のこと）
⑮	保険薬局及び保険薬剤師療養担当規則（昭和32年厚生省令第16号）第6条の処方せん（第二 2(4)を参照のこと.）
⑯	医療法（昭和23年法律第205号）第21条第1項の記録（医療法施行規則第20条第10号に規定する処方せんを除く），同法第22条の記録（医療法施行規則第21条の5第2号に規定する処方せんを除く），及び同法第22条の2の記録（医療法施行規則第22条の3第2号に規定する処方せんを除く）．
17	歯科衛生士法施行規則（平成元年厚生省令第46号）第18条の歯科衛生士の業務記録

表は，「民間事業者等が行う書面の保存等における情報通信の技術の利用に関する法律等の施行等について」の一覧で，丸数字は「診療録等の電子媒体による保存について」からの追加・変更があった項目を示す.）

令されたことで，その役目を終えた．なお，この通達をもって医用画像のみに限定した通達であった「エックス線写真等の光磁気ディスク等への保存について」（健政発第二八〇号）は廃止された．

下記に通達の概要を示す．

●電子保存が認められた診療録等

この通達を持って電子保存が認められた診療録等は，10項目におよぶ．そして，そ

の後の通達(「民間事業者等が行う書面の保存等における情報通信の技術の利用に関する法律等の施行等について」に後述)では，新たに追加・変更を行うことで，17項目に増えている．**表 2-6**は，その17項目の一覧である．なお，エックス線写真の保存に関しては，医療法第二一条に該当する．

● 診療録の電子媒体の基準

この通達で発せられた診療録等の電子媒体による保存の基本的な基準は，その後に発せられる通達に引き継がれている．

1．下記の3項目の基準を満たせば可能．
   ・真正性の確保：虚偽入力，書換え，消去，混同の防止作成責任の所在の明確化．
   ・見読性の確保：肉眼での容易な見読が可能．直ちに書面(フィルム)に表示可能．
   ・保存性の確保：法令での保存期間内での復元可能な保存．
2．廃止された健政発第二八〇号通達の基準では，電子媒体による保存に用いる機器の機能を基準として作成されていたが，今回の通達の新基準では，保存状況について着目して作成されており，基準適合の手段を機器の機能(技術的な対応)によるか，運用(組織的な対応)によるかは，問われなくなった．

● 実施に際しての留意すべき点

1．施設の管理者は運用管理規程を定め，これに従い実施すること．
2．運用規程には以下の事項を定めること．
   ・運用管理を総括する組織・体制・施設に関する事項
   ・患者のプライバシー保護に関する事項
   ・その他適正な運用管理を行うために必要な事項
3．保存されている情報の証拠能力・証明能力については，平成8年の高度情報通信社会推進精度見直し作業部会で説明してあり参考とすること．
4．患者プライバシー保護には十分留意すること．

● その他

1．この通達は，電子媒体の保存に際してのもので，情報活用を行うに際しての基準ではない(旧通達では，「共通利用性」を確保する基準があった)．しかし新通達でも，保存された診療録等の情報の相互利用に支障がないように注意を払うべきだと言及している．
2．電子媒体による保存を義務づけるものではない．従来どおりの保存も可能である．
3．また，通達には，「高度情報社会医療情報システム構築推進事業による診療録等の電子媒体による保存に関するガイドライン，および運用管理規程例の検討の結果」も併せて送付されている．

● 法令に保存義務が規定されている診療録及び診療諸記録の電子媒体による保存に関するガイドラインなどについて（財団法人医療情報システム開発センター）

「診療録等の電子媒体による保存について」（健政発第五一七号）の送付資料は，上記の題名で送付されている．この資料は，高度情報社会医療情報システム構築推進事業において財団法人医療情報システム開発センターにてとりまとめた結果（医情開第11号 平成11年2月2日）をさらにとりまとめたものであり，8項目と参考資料（電子保存されている情報の証拠能力・証明力について）で構成されている．その項目と参考資料の要約を下記に示す．

なお，このガイドラインは，後に出された「医療情報システムの安全管理に関するガイドライン」（「医療情報システムの安全管理に関するガイドライン」（厚生労働省）に後述）として，診療録等の外部保存に関するガイドラインや個人情報保護に関する法律などの指針と共に統合された．

●自己責任について

電子保存システムとは，電子媒体による保存のために使用される機器，ソフトウェアおよび運用に必要な仕組み全般をいう．ここで自己責任とは，当該施設が運用する電子保存システムの説明責任，管理責任，結果責任を果たすことを意味する．

・説明責任：システムが電子保存の基準を満たしていることを第三者に説明する責任
・管理責任：システムの運用面の管理を施設が行う責任
・結果責任：システムにより発生した問題点や損失に対する責任

●真正性の確保について

1．作成の責任の所在を明確にすること

作成の責任の所在を明確にするには，入力者と入力された記録の内容に対する責任の所在を明確にしなければならない．また，入力に際して代行入力者の存在，記録の共同責任による追記・書き換え・消去があり得ることを想定しておく必要がある．責任の所在を明確にするために以下の対策を実施する必要がある．

1）作成責任者の識別及び認証

・作成責任者の識別，認証が行われること．
・作成責任者と入力者が異なるときは入力者の識別，認証が行われること．

2）確定操作

確定操作とは，以下の行為に対する責任を明確にするための操作である．

・作成責任者による入力の完了．
・代行入力の場合は作成責任者による確認の完了．
・いったん確定した情報の作成責任者本人による追記，書き換え及び消去．

・いったん確定した情報の共同作成責任者による追記，書き換え及び消去．

3）識別情報の記録

「確定」操作に際し，その作成責任者の識別情報が記録情報に関連づけられること．

4）更新履歴の保存

いったん確定された情報に対する確定操作の履歴を残すとともに容易に確認できること．

2．過失による虚偽入力，書き換え・消去及び混同を防止すること．

上記事項は，単純な入力ミス・誤った思い込み・情報の取り違えによって生じ，技術的に過失と認識することが困難な場合が多い．したがって運用規程の中で，確定操作を行う前に十分な内容確認を行うことを定めるなど運用面での対応方法が望ましい．

3．使用する機器，ソフトウェアに起因する虚偽入力，書き換え・消去・混同を防止すること

上記事項は，不適切な機器やソフトウェアの使用によって発生する可能性があるため，これらの導入および更新に際して，医療機関が自ら品質管理をすること．

4．故意による虚偽入力，書き換え，消去，混同を防止すること．

第3者の成りすましによる上記行為は，少なくとも責任者の識別・認証（ID，パスワード）等で防止すること．なお，責任のある人の不正の意をもった虚偽入力や改竄行為はもとより違法行為である．

●見読性の確保について

必要に応じて（診療，患者説明，訴訟等）容易に（目的に合った速度，操作で）肉眼で見読できること．

1）情報所在管理

情報を分散して保管する場合は，その所在を管理すること．

2）見読化手段の管理

システムや機器および関連情報が更新されても保存情報が見読できること．

3）情報の区分管理

情報の状態や重要度に応じた，アクセス権などを設定すること．

4）システム運用管理

運用手順を明確にし適切で安全なシステムの運用を保証すること．

5）利用者管理

アクセス権の設定など利用者管理の手順を明確にすること．

利用者の状況の変化に対して可及的速やかに対応すること．

電子保存

●保存性の確保について

　保存性とは記録された情報が，法令などで定められた期間にわたって，真正性を保ち，見読可能にできる状態で保存されることをいう．

・保存性を脅かす原因（例）

1）不適切な保管，取扱いによる情報，および真正性などを確保するための情報の滅失，破壊．
2）経年変化による記録媒体の劣化による読取り障害．
3）ウィルスや不適切なソフトウェア等による情報の破壊および混同等．
4）システムやDBの移行時の不整合，互換性不備による情報の復元障害．
5）故意，過失による誤動作に起因する破壊等．
6）業務継続計画の不備による媒体・機器・ソフトウェアの整合性不備による復元不能．

・上記の要因に対して実施すべき対策

1）真正性の確保および見読性の確保を行う．
2）記録媒体が劣化する前に新たな記録媒体に情報を複写する．
3）システムで利用するソフトウェア，機器および媒体の管理をする．
4）システムの変更に際しては以前のシステムで蓄積した情報の継続的利用を図る．
　システム導入前にデータ移行に関する情報開示条件を明確にする．
5）情報保護機能
　情報の破壊が起こらないように情報保護機能を備えるとともに，万一破壊が起こった場合に備えて，必要に応じて回復できる機能を備えること．

●相互利用について

　電子保存された情報の効率的な相互利用を可能とするために，システム間のデータ互換性が確保されることが望ましい．効率的な相互利用とは，同一施設内又は異なる施設間で複数のシステムが存在する場合，それぞれのシステム内の情報を交換して，より効率的な情報の利用を行うことをいう．なお，異なる施設間で情報の交換を行う場合には，契約等により責任範囲を明確にし，管理の責任の所在を明らかにする必要がある．

●運用管理規定について

　各施設にあった運用管理規程を作成し，遵守すること．なお，運用管理規程にはシステムの導入に際して，「法令に保存義務が規定されている診療録及び診療諸記録の電子媒体による保存に関する基準」を満足するために技術的に対応するか，運用によって対応するかを判定し，その内容を公開可能な状態で保存する旨の規定を盛り込むこと．

● プライバシー保護について

管理者は利用者にプライバシー保護意識の徹底を図り，運用上のアクセス権を設定し，プライバシー侵害の恐れがある場合には，調査し適切な対応を行わなければならない．

● (参考)「電子保存されている情報の証拠能力・証明力について」

訴訟における証拠能力・証明力については「高度情報通信社会推進本部制度見直し作業部会報告書　平成8年6月」に以下のように述べられている．

刑事訴訟において，電子データの存在自体を立証するためには，電子データの内容が正確に出力されていることの立証が必要である．また，内容の真実性の証明のためには，そのデータの作成過程の信用性が重視される．証明力については裁判官の自由な判断に委ねられるが，電子データの正確性等の評価に依存するものとされている．
以上から電子データの証拠能力及び証明力の確保については，以下の内容を満たしたうえで，電子データの真正性，見読性，および保存性の確保措置が必要である．

　1．データ入力，出力の正確性の確保
　2．データの改ざんの可能性の撲滅（信頼性を高める）
　3．上記1および2に対する責任の所在の明示

● 民間事業者等が行う書面の保存等における情報通信の技術の利用に関する法律等の施行等について（医政発第0331009号，薬食発第0331020号，保発第0331005号）

2005年4月1日から，下記の3つの法令が施行された．

　1）「個人情報の保護に関する法律」
　2）「民間事業者等が行う書面の保存等における情報通信の技術の利用に関する法律」
　3）「厚生労働省の所管する法令の規定に基づく民間事業者等が行う書面の保存等における情報通信の技術の利用に関する省令（厚生労働省の主務省令）」等

そこで，厚生労働省は，「個人情報の保護に関する法律への適切な対応」，「医療情報システムの導入及びそれに伴う情報の外部保存を行う場合の基本的な安全管理の取扱い」等に関しての「医療情報システムの安全管理に関するガイドライン（平成17年3月）」を策定した．また，2），3）の施行にともない「診療録等の電子媒体による保存について（平成11年4月22日付　健政発第517号・医薬発第587号・保発第82号 厚生省健康政策局長・医薬安全局長・保険局長連名通知）」を廃止し，平成17年3月31日，本通達「民間事業者等が行う書面の保存等における情報通信の技術の利用に関する法律等の施行等について」を発令した．

●留意事項
1．施設の管理者は，運用管理規定を定め，これに従い実施すること．
2．運用管理規定には以下の事項を定めること．
　1）運用管理を総括する組織・体制・設備に関する事項
　2）患者のプライバシー保護に関する事項
　3）その他適正な運用管理を行うために必要な事項
3．保存されている情報の証拠能力・証明力については，平成8年度の「高度情報通信社会推進本部制度見直し作業部会報告書」において説明されているので，これを参考とし十分留意すること．
4．個人情報保護等，「医療・介護事業者における個人情報の適切な取扱いのためのガイドライン」及び第四に掲げるガイドライン等を遵守するなどにより，患者の個人情報保護に十分留意すること．

●照射録の取扱いについて
　診療放射線技師法（昭和26年法律第226号）第28条第1項に規定する照射録については，法令上，保存義務が課されておらず，法の適用対象外[*2]であるが，法の適用対象となる書面と同様，本通達の2(3)[*3]及び(5)[*4]の条項を満たした場合において，電磁的記録による作成，保存及び署名を認める．なお，電磁気的記録の作成又は保存がされた照射録についても，診療放射線技師法第28条第2項に規定する都道府県知事による検査の対象となる．

[*2]；法の対象外
・e-文書法の通則法（詳しくは＊1に前述）の対象外であることを指す．

[*3]；2(3)
・電磁気録の保存を行う場合は，次の3条件（見読性の確保・真正性の確保・保存性の確保）の基準を満たす必要がある．

[*4]；2(5)
・署名のことを指す．民間事業者等は，他の法令の規定により署名等をしなければならないとされているものについては，当該規定の法令にかかわらず，電子署名及び認証業務に関する法律（平成12年法律第102号）第2条第1項に規定する電子署名をもって，当該署名等に代えることができること．

外部保存に関する法的動向

　従来，外部保存というと，法律で定められている期間を過ぎた情報を外部の倉庫にて保存するというイメージが強かった．特にフィルムの場合，倉庫までとりにいくことはほとんどなく，診療放射線技師にとって非常に関心の低い分野であった．しかし，デジ

タル保管の場合，双方向でやり取りすることで外部保存されているデータを参照する機会も増えると思われる．大規模データセンターの活用などがその例である．

また外部保管の目的には，日本での阪神淡路大震災や新潟地震，記憶に新しいスマトラ沖大地震による大津波にもあるように地域一帯を襲う自然災害からデータを守るという目的もある．

最近，医療情報を取り巻く関連法令の整備，技術的なハードルが低くなったこともあり，医用画像の外部保管に関する通達・ガイドラインが発せられるようになった．

以下，外部保管に関する通達・ガイドラインを説明する．

● 診療録等の保存を行う場所について（医政発第 0329003 号・保発第 0329001 号）

医師法・歯科医師法などで規定する診療録の保存場所は，これまで明示されていなかった．しかし，基本的には診療を行い，これらの記録などを作成した病院，診療所等とするものと解されてきた．近年，通達「診療録等の電子媒体による保存について」が発令されたのがきっかけで，電子保存で作成した診療録等が，作成された病院，診療所以外からネットワーク等を利用して，必要に応じて直ちに利用することが技術的に可能になった．また，保健医療情報システム検討会によりとりまとめられた「保健医療分野の情報化にむけてのグランドデザイン最終提言」において，医療分野の情報化のための基盤整備として「診療録等の施設外保存を認める通知の検討」が位置付けられていることなどにより，この通達（平成 14 年 3 月 29 日）を持って診療録等の外部保管が認められることとなった．なお，ここで明示されている外部保管を認める診療録等は，通達「診療録等の電子媒体による保存について」で認められたものと異なるものもあるので注意されたい．

また，紙媒体による診療録等の外部保管についても，併せてその取扱いについても明示されることとなった．

そして，この通達から少し遅れて，外部保管に関するガイドライン「診療録等の外部保存に関するガイドライン」（「診療録等の外部保存に関するガイドライン」に後述）も送付されたが，その後に出された通達の改正により，「医療情報システムの安全管理に関するガイドライン」（「医療情報システムの安全管理に関するガイドライン」（厚生労働省）に後述）へ統合された．

● 診療録等の外部保存に関するガイドライン（財団法人医療情報システム開発センター）

医用画像の電子保存の外部保管は，「診療録等の保存を行う場所について」（「診療録等の保存を行う場所について」に前述）により，一定の条件を満たす場合には，認められることになった．

財団法人医療情報システム開発センターは，この通知に基づき外部保存のガイドラインを取りまとめ，厚生労働省に報告し，そのガイドラインが厚生労働省通知「診療録等の外部保存に関するガイドラインについて」（平成14年5月31日付医政発第0531005号）により，このガイドラインが公表された．しかし，その後の通達の改正により，このガイドラインは，廃止・統合された．

● 「診療録等の保存を行う場所について」の一部改正について（医政発第0331010号・保発第0331006号）

　平成17年3月31日に発せられた通達「診療録の保存を行う場所について」の一部改正は，下記の1），2）が施行されたこと，および3）が提言されたことを受けて発令された．
　1）個人情報の保護に関する法律
　2）「民間事業者等が行う書面の保存等における情報通信の技術の利用に関する法律」
　3）「今後の医療情報ネットワーク基盤のあり方について（＝診療録等を医療機関等以外の場所へ電気通信回路を通じて外部保存する場合の要件等の提言）」

　また「診療録等の電子媒体による保存について」を廃止し，「民間事業者等が行う書面の保存等における情報通信の技術の利用に関する法律等の施行について」が出され，「診療録等の外部保存に関するガイドライン」を廃止し，「医療情報システムの安全管理に関するガイドライン」が取りまとめられた．これにより照射録も，外部保存を認める記録等として認められた．

医療情報システムの安全管理に関するガイドライン（厚生労働省）

　このガイドラインは，平成11年4月の「法令に保存義務が規定されている診療録，及び診療諸記録の電子媒体による保存に関する通知」，および平成14年3月通知「診療録等の保存を行う場所ついて」に基づき作成された各ガイドラインを統合したものである．
　また新規に，「法令に保存義務が規定されている診療録及び診療諸記録の電子媒体による保存に関するガイドライン」（紙等の媒体による外部保存を含む），および「医療・介護関連機関における個人情報保護のための情報システム運用管理ガイドライン」を含んだガイドラインとして，平成17年3月に作成された．
　下記に，外部保存に関する部分のガイドラインを解説する．

● 診療録および診療諸記録を外部に保存する際の基準

　平成14年の「診療録等の保存場所に関する通知」では，基準を2つの場合に分けて示している．ひとつは電子媒体により外部保存を行う場合で，もうひとつは紙媒体のま

まで外部保存を行う場合である．さらに電子媒体の場合，通知　第2　1.(2)で電気通信回線を通じて外部保存を行う場合が特に規定されていることから，実際には下記の3つに分けて考える必要がある．

1）電子媒体による外部保存を，ネットワークを通じて行う場合
2）電子媒体による外部保存を，磁気テープ，CD-R，DVD-Rなどの可搬型媒体で行う場合
3）紙やフィルム等の媒体で外部保存を行う場合

通知では，医療施設であれば，電気通信回線を経由して，診療録等を外部施設に保存することが可能とされ，また医療情報ネットワーク基盤検討会の最終報告でそれ以外にも受託可能な場合が追加されている．しかし，実際に運用する場合には安全管理に関して，技術的にも情報学的にも卓越した知識を持つことが求められる．

一方，(2)可搬型媒体で外部保存を行う場合，(3)紙やフィルム等の媒体で外部保存を行う場合については，保管場所を医療施設等に限るものではなく，保管を専門に扱う業者や倉庫等においても，個人情報の保護等に十分留意して，実施することが可能である．

● 電子保存の3基準の遵守・考え方

医療施設内に電子的に保存する場合に必要とされる真正性，見読性，保存性を確保することで概ね対応が可能と考えられるが，これに加え，伝送時や外部保存を受託する施設における取扱いや事故発生時の対応について，注意する必要がある．

まとめ

放射線部門の情報化は，まず電子化（デジタル化）からはじまる．しかし，一般に画像のデータ量は大きいため圧縮を行わないと取扱いに不便である．デジタル画像データをストレスなく運用するには圧縮技術は必要不可欠である．近年，圧縮技術の進歩によってデジタル化に移行する施設が増えてきた．ここで，デジタル化のメリットは大きいが，改ざんなどのリスクも大きくなっていることを忘れてはならない．

医療情報の安全性の確保は情報処理技術だけに依存することなく，その管理体制を決め運用していくことである．前述のとおり，平成11年通知において医療機関に対し自己責任と運用管理規定の策定を求めている．すなわち，機器の性能だけでなく運用面も含めて情報の安全性を確保し，医療の情報化を推進していこうとする姿勢がうかがわれる．医療の情報化の目的は，その情報の有効利用であり，放射線部門における画像の電子保存の目的もまた同様である．診療放射線技師もこの目的を理解し電子保存に関わらなければならない．

参考文献

1) 富士フイルムメディカル株式会社：FCR 画像処理解説書.
2) http://www.medis.or.jp/2_kaihatu/denshi/file/kaisetu_9910.pdf
   厚生省健康政策局研究開発振興課医療技術情報推進室・監：診療録等の電子媒体による保存に関する解説書（PDF 版）．編集財団法人医療情報システム開発センター．
3) http://www.kantei.go.jp/jp/singi/it2/
   e-Japan 戦略における保険医療分野への取り組み．
4) http://www.mhlw.go.jp/shingi/other.html ♯ isei
5) http://www.mhlw.go.jp/shingi/2004/12/s1222-14c3.html
   厚生労働省，医政局，医療情報ネットワーク基盤検討．

第3章 標準化

はじめに
DICOM
IHE
JJ 1017
まとめ

第 3 章 標準化

はじめに 近年，病院のシステム化が進み，院内でさまざまなシステムが稼動するようになってきている．会計業務を支援する「医事会計システム」，看護師の業務をサポートする「看護支援システム」，患者に提供する食事の管理を行う「給食管理システム」，薬剤師の業務を支援する「薬剤管理システム」等，その内容，機能は多岐にわたる．院内で稼動するシステムの中に「放射線画像管理システム」がある．放射線画像管理システムは，主に放射線部門で発生する画像情報を管理するものであり，診療放射線技師の業務と密接に関連している．

このように多様なシステムが稼動し，それぞれのシステムを異なるベンダーが担当する場合，システム間の接続および連携が問題となる．データの持ち方や通信方式がベンダー間で異なると，全体のシステムをスムーズに動かすことは難しくなってくる．これらについてベンダーに依存しない共通規格が決められ，各ベンダーがこの共通規格に基づいてシステム設計を行えば，システム間の接続はスムーズになる．

本章では，まず医用画像の共通規格としての DICOM について，基礎的内容からデータ構造などまで，少し踏み込んだ部分まで解説する．標準化における一つの手法である IHE (p. 66) と JJ 1017 (p. 67) についても簡単に紹介する．

DICOM

DICOM の生い立ち

放射線画像管理システムが普及し，その規模が大きくなると装置間の接続(Connectivity)が必然的に増加してくる．接続する装置同士が同じベンダーであれば接続はスムーズに完了するが，異なるベンダーの装置を接続する際には，以前は多大な労力とコストを要していた．

例えば，ある病院で，CT 装置(A 社)，MRI 装置(B 社)，DR 装置(C 社)を導入し，これを D 社の画像サーバと接続する場合，かりに，画像の形式(画像フォーマット) や通信のやり方(通信プロトコル)が A，B，C，D 社でそれぞれ異なる場合，接続は大変である(図 3-1)．

第3章 標準化

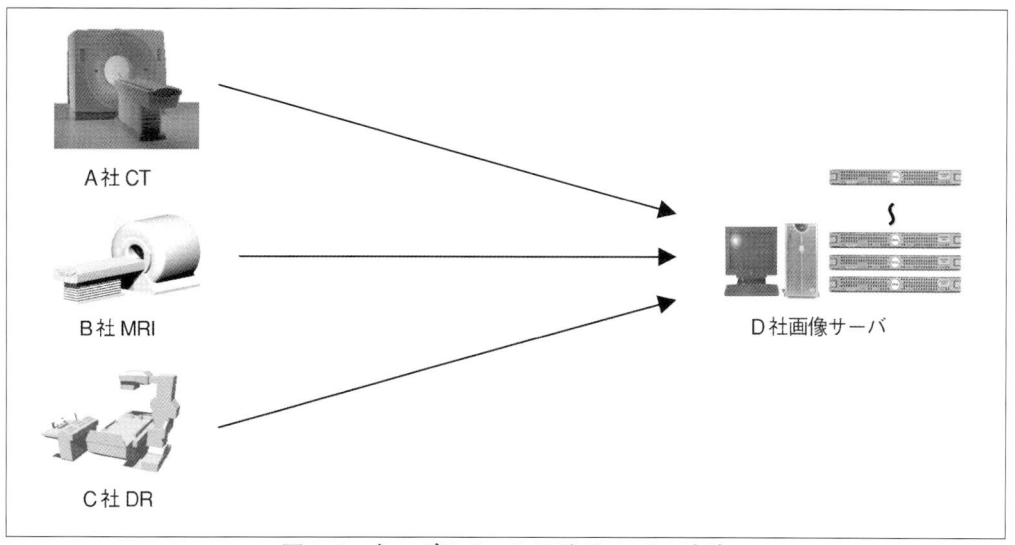

図 3-1 各モダリティと画像サーバの接続

　モダリティを担当する A～C 社が画像サーバを扱う D 社の画像フォーマットと通信プロトコルにあわせて画像を送信するか，D 社が A～C 社の画像のフォーマットと通信形態をサポートするかどちらかの対応が考えられるが，いずれにしろ各社間で画像フォーマット／通信プロトコルの開示，ソフトウェア開発，テストなど多大な労力とコストが必要となる．また，いったんこのシステムを組み上げた後，E 社製の CR 装置を追加で接続する場合，同じような労力とコストが必要となりシステムの拡張性の妨げとなっていた．このような状況の中で，ベンダー間での医用画像の規格の違いを共通化するために提唱されたのが DICOM (Digital Imaging and Communications in Medicine)である．

　DICOM は 1993 年，医用画像の共通規格として米国放射線学会(ACR)と北米電子機器工業会(NEMA)により提唱された(表 3-1)．提唱から 10 年以上経過した今日，DICOM は医用画像の共通規格として定着し，放射線画像はもちろん，生理検査画像や，画像以外の分野にもその規格を広げつつある．

表 3-1　DICOM の歴史

1983 年：医療画像規格委員会が結成（米国）
1985 年：ACR-NEMA 規格 Ver.1.0 リリース
1988 年：ACR-NEMA 規格 Ver.2.0 リリース
1992 年：RSNA で DICOM のデモを行う
1993 年：DICOM Ver.3.0（RSNA が DICOM 規格を承認）
以後，適用範囲の拡大で順次 Supplement の発行

DICOM 規格書

　DICOM では医用画像に関するさまざまな取り決めがなされており，すべては

DICOM 規格書に記されている．DICOM 規格書は Part（本文）と，Supplement（補遺）と呼ばれる部分から構成されている．Part と Supplement の一部とそのタイトルを下記に記す．

DICOM 規格の構成

  Part 1 ：序文と概要
  Part 2 ：適合性
  Part 3 ：情報オブジェクト定義
  Part 4 ：サービスクラス仕様
  Part 5 ：データ構造符号化
  Part 6 ：データ辞書
  Part 7 ：メッセージ交換
  Part 8 ：メッセージ交換のためのネットワーク通信サポート
  Part 9 ：メッセージ交換のための2点間通信サポート【廃止】
  Part 10 ：媒体相互交換のための媒体保存とファイルフォーマット
  Part 11 ：媒体保存応用プロファイル
  Part 12 ：媒体相互交換のための媒体フォーマットと物理媒体
  Part 13 ：プリント管理2点間通信サポート【廃止】
  Part 14 ：標準グレースケールディスプレイの機能
  Part 15 ：セキュリティ
  Part 16 ：コード，SR テンプレート

  Supplement 0 ：プリント2点間通信サポート
  Supplement 1 ：媒体保存とファイルフォーマット
  Supplement 2 ：媒体保存用応用プロファイル
  Supplement 3 ：媒体フォーマットと物理媒体
      （中略）
  Supplement 23 ：構造化報告
  Supplement 30 ：波形相互交換
  Supplement 33 ：ソフトコピー提示状態

タイトルだけ見ても理解できないが，おおまかに Part では DICOM の骨組みに当たる内容が記され，Supplement では Part に記せなかった内容を補足しているという構成である．すべての Part と Supplement をあわせると膨大なボリュームになるが，本

章では基本的な内容をピックアップしてできるだけわかりやすく解説する．なお DICOM 規格書は下記の URL から取得できる．

http://medical.nema.org/dicom/2004.html

DICOM の基本

「DICOM 規格書には何が書いてあるか？」という質問にひとことで答えるならば，下記の 3 つについて示されている，ということができる．

- データフォーマット
- 通信
- 保存

フォーマットとは画像そのもののデータの持ち方，通信とは画像をネットワーク経由で送受信するときの手順，保存とは画像データを媒体に保存するときの規格を意味する．

DICOM で規定されている画像データは，画像そのものである画素情報と，その画像に関する付帯情報の 2 つの部分から構成される．

$$\text{DICOM 画像データ}\begin{cases}\text{画像そのもの(画素情報)}\\\text{画像に関する付帯情報}\end{cases}$$

画像はドット(点)の集まりであり，放射線画像のような白黒画像では各ドットが白黒の濃淡についての情報を数値で持つことになる．例えば 8 ビット ($2^8 = 256$) の画像であれば，各ドットは真っ黒を 0，真っ白を 255 とした 256 階調の白黒の濃淡情報を持つことができる．これが画素情報(図 3-2) となる．

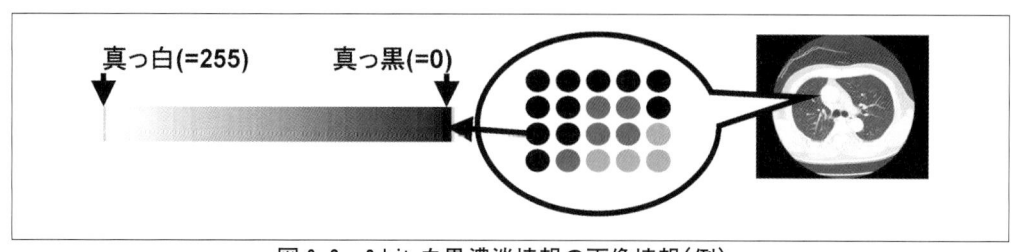

図 3-2　8 bit 白黒濃淡情報の画像情報(例)

一方，付帯情報とはその画像に関するさまざまな文字情報などから構成されている．例えばその画像の患者 ID，氏名，生年月日，性別，検査の実施日や実施時刻，検査部位，検査装置名等実にさまざまな情報を持つことができる(図 3-3)．

DICOM 画像の構成要素である画素情報はモダリティ内で自動的に生成される．また

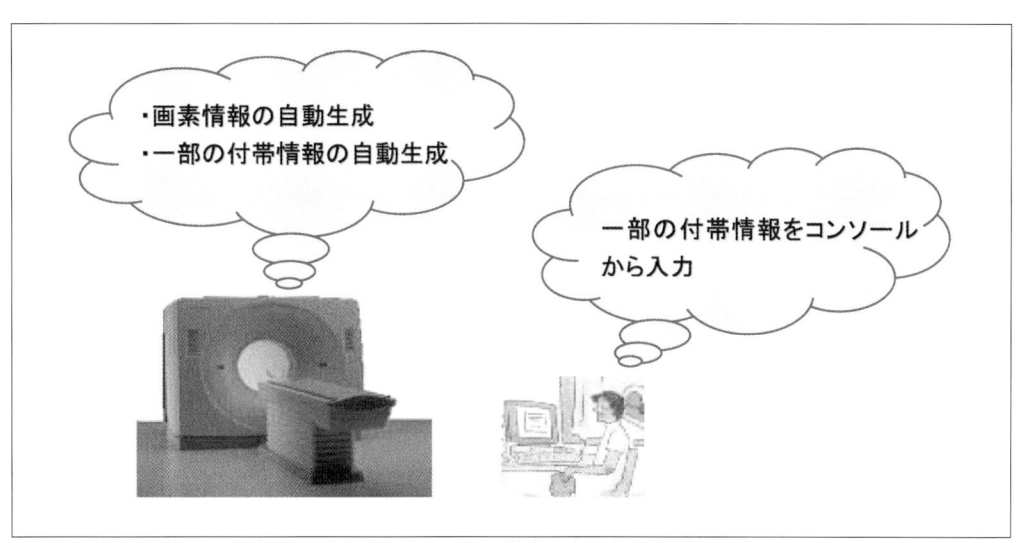

図 3-3　DICOM 画像データの生成

付帯情報は，検査日時や検査装置名などモダリティで自動的に生成される部分と，患者基本情報(ID，氏名，生年月日，性別，体重など)や検査情報(検査部位，依頼科，依頼医師など) 等をモダリティコンソールにて入力することにより生成される部分にわかれる．モダリティでは生成された画素情報とこの画像に関する付帯情報（コンソールで入力されたものを含む)をドッキングし DICOM 画像データを生成している．

　DICOM 画像は，一組の付帯情報と一組の画素情報から構成されているものと，一組の付帯情報と複数の画素情報から構成されているものがある．前者をシングルフレーム画像，後者をマルチフレーム画像という(図 3-4)．一般撮影画像や透視画像，CT，MRI 画像などはシングルフレーム画像，心臓カテーテルや心臓超音波検査などの動画像や核医学の一部の検査でマルチフレーム画像が使われている．

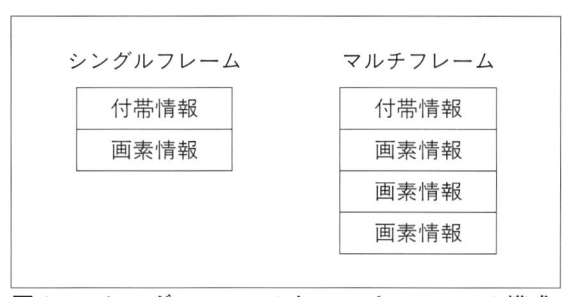

図 3-4　シングルフレームとマルチフレームの構成

データフォーマット

DICOM 規格書では，DICOM データファイルのフォーマットについても規定されて

いる．ここでは，DICOM画像データフォーマットの一部を紹介する．

1．Meta File Information（図3-5）

Meta File Informationは画像データファイルのヘッダー部分（先頭）に付属して記録されているデータで，そのファイル全般に関する情報（画像データ発生元のAE（Application Entity）タイトル，Transfer Syntax形式など，データファイルに関する一般的な情報）が記録されている．

AEタイトルとは，サービスを行う上で，それぞれの装置につけられた装置を識別する名前のことであり，これは医療画像ネットワーク上で一意となる．

Preamble	Prefix	Data Element	Data Element	……	Data Element
Header		Data Set			

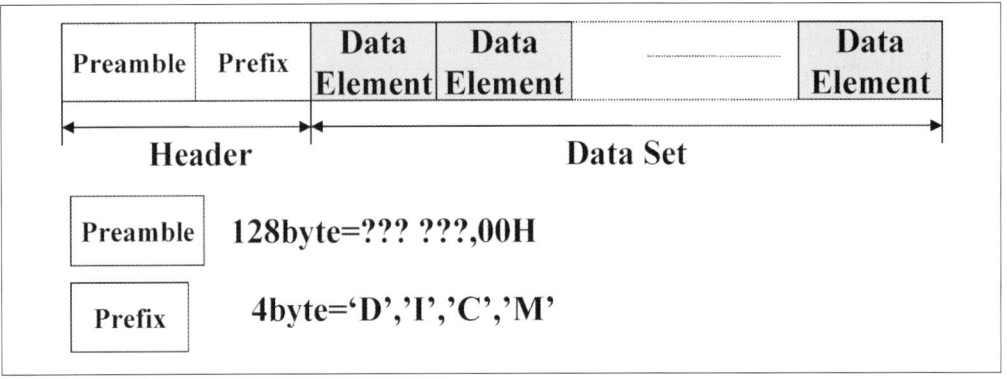

Preamble	128byte=??? ???,00H
Prefix	4byte='D','I','C','M'

図3-5　Meta File Informationの構成

2．データエレメント

患者氏名，性別，画像情報，画像データなどの情報は，一般的に各々のTag，VR（Value Representation：値表現），VL（Value Length：値長さ），Value Field（値領域：データ）の順番で並んだデータエレメントで構成されている．このデータエレメント部分について説明する．

データエレメントの構造は，Explicit VR（明示的VR）とImplicit VR（暗黙的VR）に大きく分けられ，データエレメントの構造は図3-6に示すような形式となっている．ここでExplicit VR（図3-7）とImplicit VRの違いはVRをデータエレメント内に明記するかしないかである．

左からグループ番号とエレメント番号を合わせた8桁の番号をタグ（Tag）といい，タグごとに表現される情報がDICOM規格の中で決まっている．また，VRはValue Fieldに入れるデータがどのような形式のデータであるかを示すものである．VLはそのデータの長さを表す．一番右のデータが実際にタグが示しているデータになる．図3-7の例では（0008，0020）タグは検査日付を示すもので，検査日付がデータ：20040926で8バイトのデータ長であることがわかる．

どのタグがどの情報を表すかはDICOM規格書の「Part 6：データ辞書」に記述され

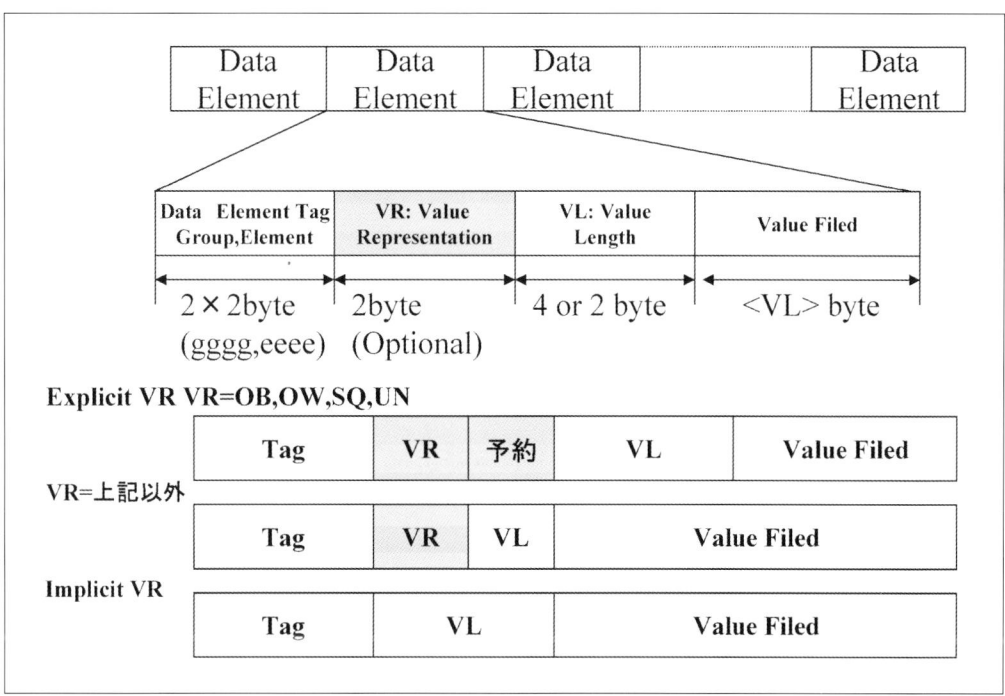

図 3-6　DICOM データの構造

グループ番号	エレメント番号	VR：Value Representation	データ長	データ
0008	0020	DA	8	20040926

図 3-7　DICOM データ構造の一例（Explicit VR）

ている．代表的なタグを**表 3-2** にリストアップする．

3．Private Data Element

　DICOM では，規格で定義されたタグの他に Private Data Element と呼ばれるメーカー独自のタグを持つことが許可されている．DICOM 規格書の「Part 6：データ辞書」で定義されているタグは，グループ番号が偶数となり，Private Data Element と呼ばれるタグはグループ番号が奇数となっている．この Private Data Element でメーカー独自のオリジナルのデータを取扱うことができ，これは各メーカーのモダリティごとに作成されるコンフォーマンスステートメントにそのデータの型と意味が記載されている．

　DICOM 対応の装置から出力された画像であれば，ベンダーの違いにかかわらず，タグによってセットされている情報が決まる．例えば(0010，0010)のタグを見れば，どの

表 3-2　DICOM タグの一例

Data Element Tag		内容	VR（値表現）Value Representation
グループ番号 gggg	エレメント番号 eeee		
0008	0020	検査日付	DA
0008	0060	モダリティ	CS
0008	0080	施設名	LO
0010	0010	患者名	PN
0010	0020	患者ID	LO
0010	0030	患者の誕生日	DA
0018	0050	スライス厚	DS
0018	1150	曝射時間	IS
0028	0010	縦方向画素数	US
0028	0010	横方向画素数	US
0028	0101	階調数	US
7FE0	0010	画像データ	OW/OB

ベンダーから出力されたDICOM画像でも，そこに必ず患者名が記述されている．ちなみに（0010，0010）は"じゅうのじゅう"という風に読むのがDICOM流の読み方である．

4．VR（Value Representation）：値表現

VR種別とは，そのタグで使用できる文字や数字，またデータ長などを規定する2文字の英文字である．VR種別についてはDICOM規格書の「Part 5：データ構造符号化」

表 3-3　VR

VR	意味	VR	意味
AE	応用エンティティ名	OW	その他のワード列
AS	年齢列	PN	人名
AT	属性タグ	SH	短列
CS	コード列	SL	符号付長
DA	日付	SQ	項目シーケンス
DS	10進数列	SS	符号付短
DT	日時	ST	短テキスト
FL	単精度浮動小数点	TM	時間
FD	倍精度浮動少数点	UI	固有識別子（UID）
IS	整数列	UL	符号無し調整数
LO	長列	UN	未知
LT	長テキスト	US	符号無し短整数
OB	その他のバイト列	UT	無制限テキスト

に記述されている．代表的なVR種別とその意味を**表 3-3**に記す．

例えば，VRが"CS"と定義されたタグでは，使用できる文字は，大文字のアルファベット，0～9の数字，間隔文字(スペース)，"_"(アンダースコア)と決められている．これ以外の文字を使用した場合，DICOM違反となる．またデータ長についても最大16バイトと決まっているので，これを超えたデータはDICOM違反となる(各タグについての詳細はDICOM規格書「Part 5：データ構造符号化」を参照)．

● SOPクラス

DICOMでは，サービスの種類をサービスクラス，情報の種類を情報オブジェクト定義と呼ぶ．そして，この2つを組み合わせたものを，「サービスオブジェクト対クラス＝SOPクラス」と呼ぶ(**図 3-8**)．

情報オブジェクト定義：Information Object Definition (IOD) は，正規化オブジェクト定義と複合情報オブジェクト定義の2つのグループがある．

1．正規化情報オブジェクト定義 (Normalized IOD) (**表 3-4**)．

純粋にその性質を表す項目のみで構成された情報オブジェクト定義．

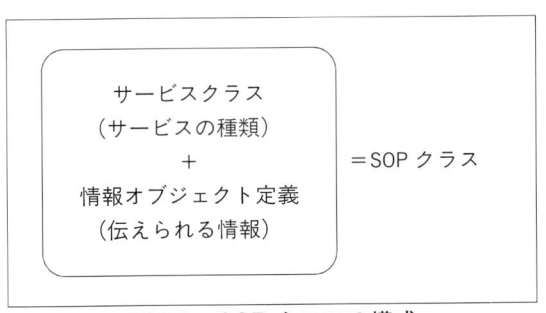

図 3-8　SOPクラスの構成

表 3-4　正規化情報オブジェクト定義

- Patient Information
- Visit Information
- Study Information
- Study Component Information
- Results Information
- Interpretation Information
- Basic Film Session
- Basic Film Box
- Basic Annotation Presentation
- Basic Printer Job Information
- Value of Interest (VOI) LUT
- Image Box
- Image Overlay Box

表 3-5　複合情報オブジェクト定義

- Computed Radiography Image
- Computed Tomography Image
- Magnetic Resonance Image
- Nuclear Medicine Image
- Ultrasound Image
- Ultrasound Multi-Frame Image
- Secondary Capture Image
- Standalone Overlay
- Standalone Curve
- Basic Study Description
- Standalone Modality Lookup Table (LUT)
- Standalone VOI LUT

例：患者基本情報IODでは，氏名，性別，生年月日などの情報が含まれている．

2．複合情報オブジェクト定義（Composite IOD）（表3-5）．

モダリティによる情報と正規化オブジェクトに定義された項目を組み合わせて定義．

例：CT画像IODでは，撮影された画像の情報と患者基本情報の組み合わせになる．

DICOM通信

DICOMは機器を直接ネットワークに接続できるように，既存の通信規格に適応した通信方法で開発されている．これはOSI（Open Systems Interconnection）参照モデルに準じるかたちで通信プロトコルを定めており，一般的な標準ネットワーク規格TCP/IPを利用している．図3-9にDICOMのネットワークレイヤーを示す．

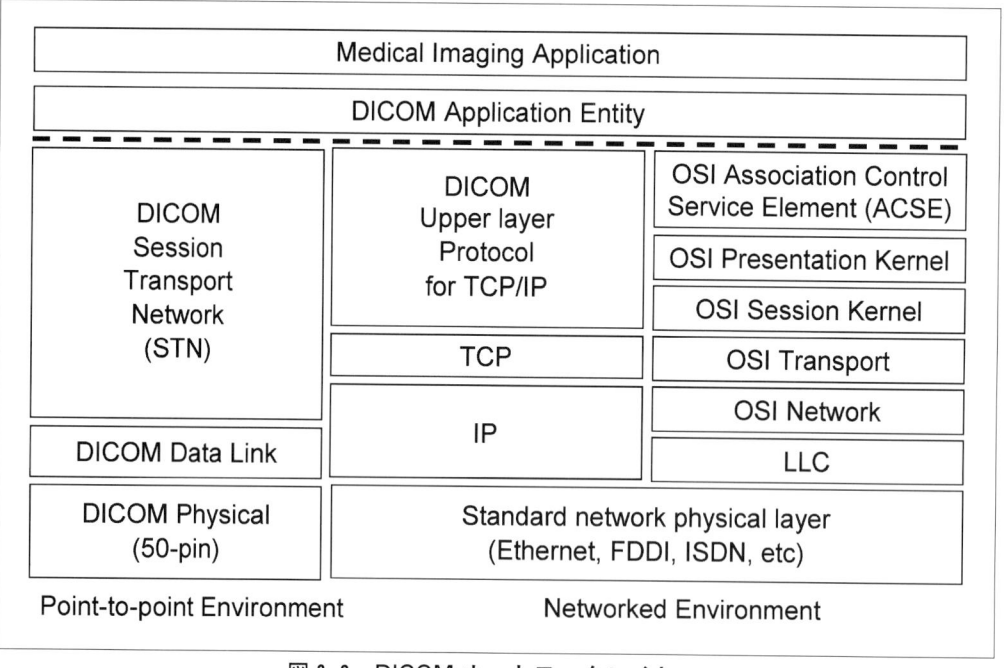

図3-9　DICOM ネットワークレイヤー
参考資料：Digital Imaging and Communications in Medicine（DICOM）
Part 1: Introduction and Overview Figure 6-2

DICOMにおける患者IDと患者氏名

DICOM規格で規定されている患者IDと患者氏名について解説する．

患者IDとは患者1人に対して重複することなく発番，管理されている情報である．患者氏名や生年月日，性別などの情報は，異なる患者で重複する可能性があるため，患者IDが患者の識別を行うキーとして重要となる．

DICOMの世界で規定されている患者IDで注意しなければならない点は，文字列としてこれを定義していることである．"1"と"0001"は数字としてみれば同じ"1"を意味するが，文字列としてみた場合はまったく異なる情報となる．例えば，検査時にモダリティコンソールで患者IDを入力する際に，入力の手間を省くために検査伝票に記載されている患者ID(例えば0000000123)の先頭の"0"を省略して入力しているとする("123"と入力)．こうすると，DICOM画像の患者IDには"123"という情報が記録され，画像サーバに送信／保管される．もし患者ID(0000000123)を発番した病院情報システムからこの患者IDに該当する患者の画像を参照したいという要求が画像サーバに来たとしても，画像サーバは該当の患者IDなしと判断される(図3-10)．

標準化

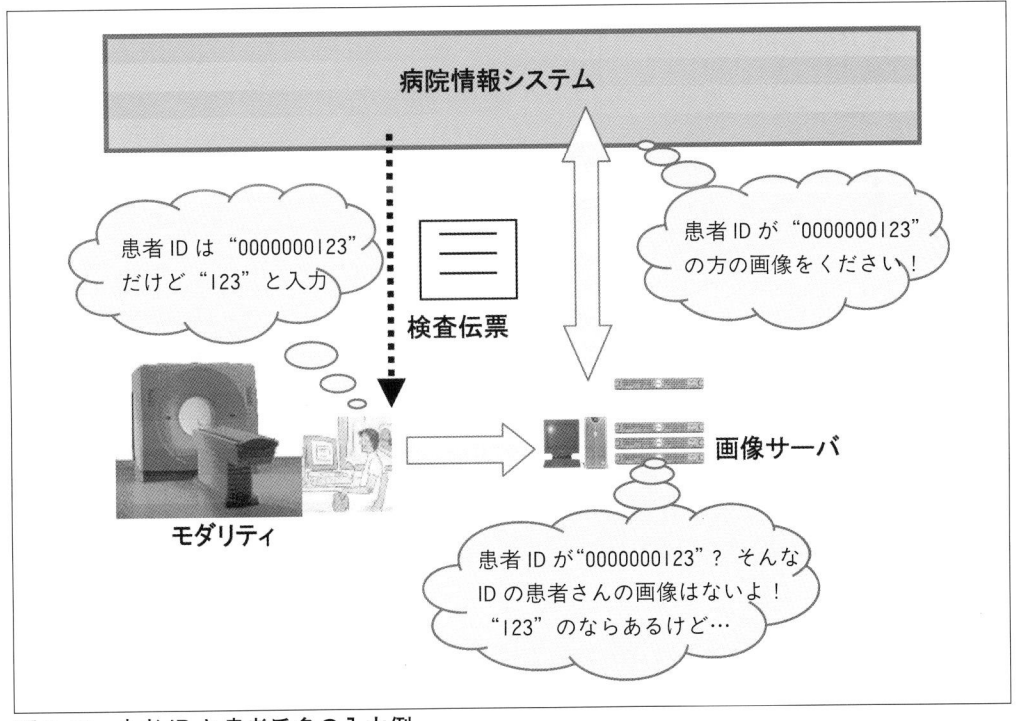

図3-10　患者IDと患者氏名の入力例

　DICOMは先に述べた通り米国で生まれた規格である．患者氏名については半角ローマ字が基本となるが，近年日本語対応が進み，半角のカタカナ(1バイト文字)や全角のカタカナ，漢字，ひらがな(以上2バイト文字)が扱えるようになってきた．DICOMで日本語を含む患者氏名を表現する場合，"＝"で区切られた3つのフィールドを使って下記のように記すことができる．

　　　　＜第1フィールド＞＝＜第2フィールド＞＝＜第3フィールド＞

それぞれのフィールドには下記の情報をセットできる．

　　　第1フィールド：半角ローマ字，半角カタカナなどの1バイト文字

第2フィールド：漢字などの2バイト文字
第3フィールド：第2フィールドで記した情報に対する読み方

第2フィールドに入る文字のことを特に表意文字，第3フィールドに入る文字のことを表音文字という．また苗字と名前の間は"^"にて区切るというルールがある．患者氏名の表示例を以下に示す．

```
YAMADA^TARO＝山田^太郎＝やまだ^たろう
YAMADA^TARO＝山田^太郎＝ヤマダ^タロウ
YAMADA^TARO＝山田^太郎＝ヤマダ^タロウ
ヤマダ^タロウ＝山田^太郎＝やまだ^たろう
ヤマダ^タロウ＝山田^太 ＝ヤマダ^タロウ
YAMADA^TARO
YAMADA^TARO＝山田^太郎
＝＝ヤマダ^タロウ
```

患者氏名をローマ字で手動入力する場合は，「ジ」や「チュ」など入力パターンが複数存在するものの入力ルールを統一しておく必要がある．例えば"ちゅうま　りゅうじ"さんという方のローマ字表示は下記のように複数の入力パターンが存在する．

　　　CHUMA RYUJI
　　　TYUMA RYUUJI
　　　CHUMA RYUZI

入力ルールが統一されていないと，患者氏名で検索を行う際に支障が出てくる可能性がある．

DICOMのサービス

本項では実際の病院業務の中でDICOMが登場する場面について解説する．その前にDICOMのSCPとSCUに触れることにする．装置Aと装置BがDICOMで画像を送受信するとき，装置Aから装置Bに画像を送る場合，装置Aは装置Bに対して画像を受け取るというサービスを依頼する．このように装置Bは装置Aから画像を受け取ることになる．このようにDICOMの通信では必ずサービスを依頼する立場の装置と，依頼される立場の装置が存在する．サービスを依頼する立場を特にSCU(Service Class User)，サービスを依頼される立場をSCP(Service Class Provider)という．上記の例では装置AがSCU，装置BがSCPとなる（図3-11）．DICOM通信が行われる場合，どの装置がSCUなのか，あるいはSCPなのかを意識することが重要となる．

次にサービスの表記方法について説明する．DICOMにおいて画像を送受信するサー

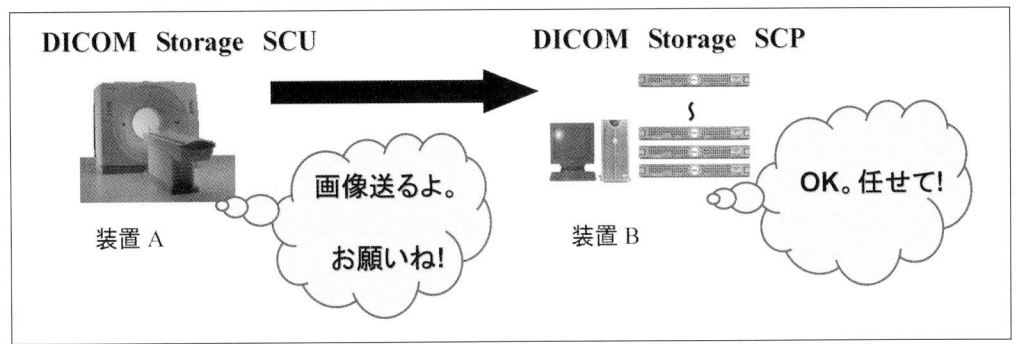

図 3-11 SCU と SCP の役割

ビスを Storage サービスというが，先述の例では，装置 A は DICOM の中の Storage サービスをお願いする立場（SCU）であるため，DICOM Storage SCU と表現される．一方装置 B は DICOM の Storage サービスを依頼される立場（SCP）であるため，DICOM Storage SCP と表現される．
　一般的な表記方法は下記の通りとなる．

　　　DICOM　＜サービス名＞　SCU or SCP

　＜サービス名＞には DICOM でサポートしているサービスクラスの名前が入る(**表 3-6**)．このサービス名は DICOM が日常の業務のどこに登場するかを理解するキーとなる．

表 3-6　DICOM サービスクラスの例

- 確認サービスクラス　Verification Service Class
- 保存サービスクラス　Storage Service Class
- 検索/取得サービスクラス　Query/Retrieve Service Class
- 検査内容通知サービスクラス　Study Content Notification Service Class
- 患者管理サービスクラス　Patient Management Service Class
- 検査管理サービスクラス　Study Management Service Class
- 結果管理サービスクラス　Result Management Service Class
- プリント管理サービスクラス　Print Management Service Class
- 媒体保存サービスクラス　Media Storage Service Class
- ストレージコミットメントサービスクラス　Storage Commitment Service Class
- 基本ワークリスト管理サービスクラス　Basic Worklist Management Service Class
- 情報検索管理サービスクラス　Query Management Service Class

放射線部門の日常業務の中で，DICOM が登場する代表的な場面を図 3-12 に記す．

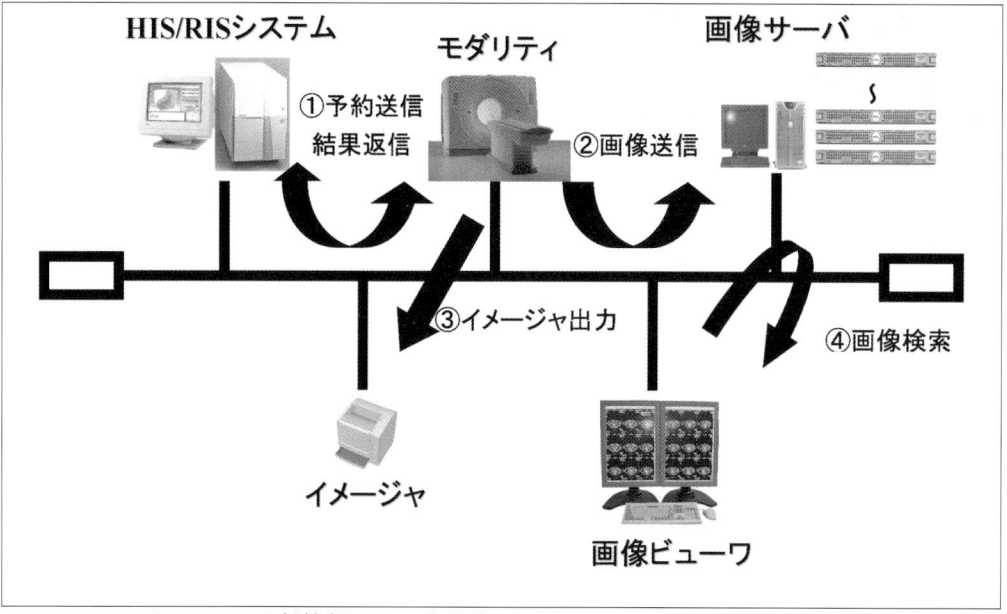

図 3-12　放射線部門の日常業務における DICOM が登場する一例

図 3-12 のそれぞれの場面に，表 3-7 の DICOM サービスクラスが対応している．

表 3-7　図 3-12 に対応するサービスクラス

	日常業務の場面	対応する DICOM サービスクラス
①	予約送信，結果返信	MWM，MPPS
②	画像送信	Storage
③	イメージャ出力	Print
④	画像検索	Query/Retrieve

表 3-7 の DICOM サービスクラスについて詳しく説明する．

1．MWM，MPPS

　MWM は Modality Worklist Management，MPPS は Modality Performed Procedure Step の略である．MWM は HIS/RIS システムからモダリティへの検査予約情報送信を，MPPS はモダリティから HIS/RIS システムへの検査の実施結果の返信を行うサービスクラスである．

　MWM の場合，通信の起点がモダリティになる．モダリティがサービスを依頼する側になるので SCU，HIS/RIS システムがサービスを依頼される側になるので SCP となる．正確には，モダリティ：DICOM MWM SCU，HIS/RIS システム：DICOM MWM SCP となる．通信のステップとしては，まずモダリティからある検

索条件でHIS/RISシステムへ検査予約情報の取得要求を出す．

例えば「検査予約日が今日で，モダリティコードがCTの全検査予約のリストをください」という要求に対して，HIS/RISシステムは該当する検査予約リストをモダリティへ返信する(図3-13)．

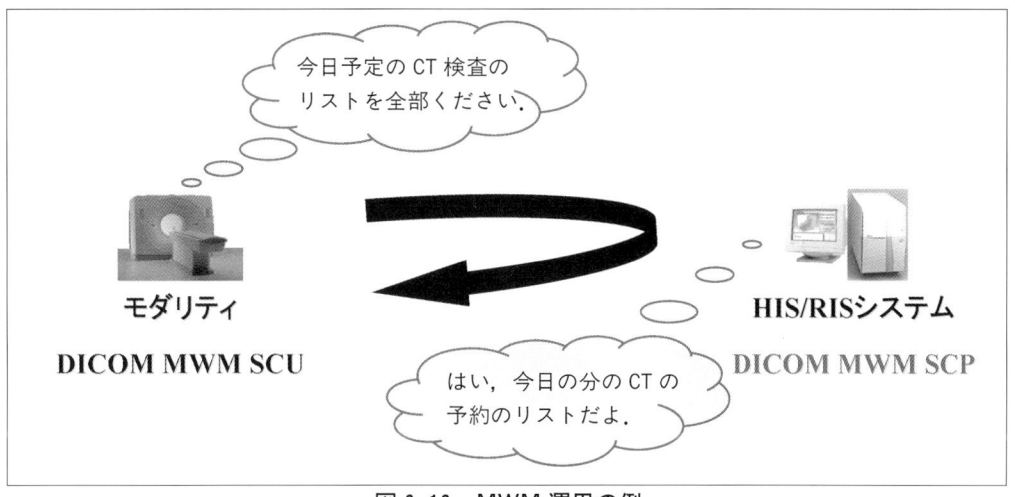

図3-13　MWM運用の例

上記の要求実施後モダリティのコンソールには，HIS/RISシステムから取得した検査予約のリストが表示される．実際の検査では同リストから該当の検査予約情報を選択することにより，今まで手動入力で行っていた患者ID，患者氏名などの患者基本情報や検査日，検査部位などの検査情報の入力を自動化することができる．なお，モダリティから要求を出す場合の検索条件はモダリティやHIS/RISシステムによって異なるので事前に確認が必要である．

MPPSも，通信の起点がモダリティになる．モダリティがサービスを依頼する側になるのでSCU，HIS/RISシステムがサービスを依頼されるのでSCP(図3-14)で

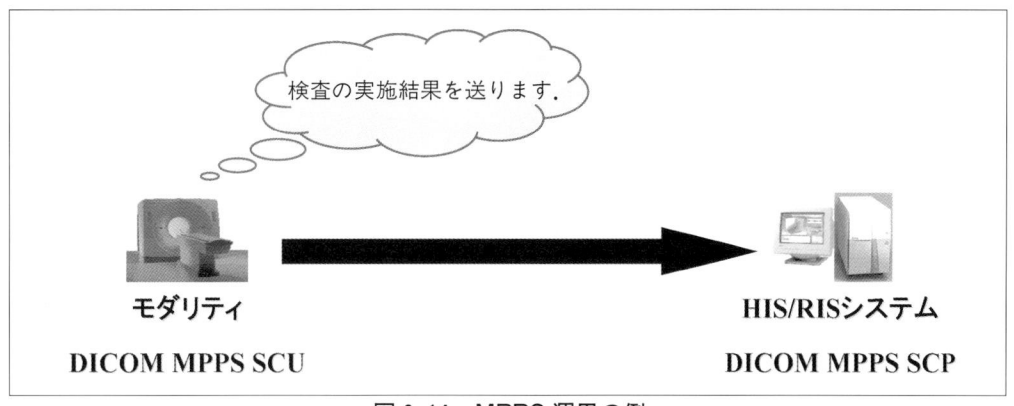

図3-14　MPPS運用の例

ある．正式には，モダリティ：DICOM MPPS SCU，HIS/RIS システム：DICOM MPPS SCP となる．通信のステップとしては，モダリティから HIS/RIS システムへ実施した検査の情報(照射条件など)を送信する．

　MWM，MPPS で共通していえることは，通信の中に画像が一切出てこないとことである．「DICOM＝画像」というイメージが強いかもしれないが，冒頭でも触れた通り，DICOM は画像以外にも規格の範囲を広げている．その代表が MWM と MPPS だということができる．

2．Storage Service Class

　Storage Service Class は画像を通信相手側に送りつけるサービスクラスである．装置 A から装置 B に画像を送る場合，装置 A が SCU，装置 B が SCP となる．Storage ではどのような種類の画像を送りつけるかということも規定されている．例えば装置 A から装置 B に CT 画像を送りつける場合，装置 A は DICOM CT Image Storage SCU，装置 B は DICOM CT Image Storage SCP という表記になる．

　装置 B が DICOM MR Image Storage SCP に対応していても，DICOM CT Image Storage SCP に対応していなければ図 3-15 の通信は成立しない．色々なモダリティと接続し，受信した画像を他の装置に転送する立場に，ある画像サーバは色々な画像の Storage SCP と Storage SCU に対応している場合が多い．

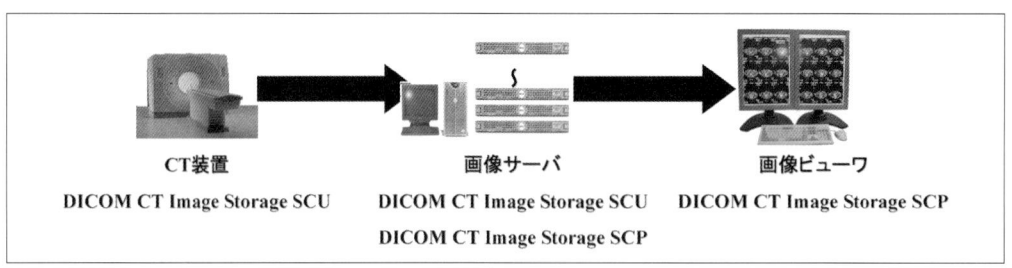

図 3-15　Storage Service Class

3．Print Service Class

　Print Service Class はモダリティや画像ビューワ，ワークステーションからレーザイメージャに対して画像のプリント要求を行うサービスクラスである．モダリティや画像ビューワが SCU，レーザイメージャが SCP となる(モダリティ，画像ビューワ：DICOM Print SCU，レーザイメージャ：DICOM Print SCP)．

4．Query/Retrieve Service Class

　Query/Retrieve Service Class は装置 A から装置 B に画像の検索/取得要求を行うサービスクラスである．装置 A が SCU，装置 B が SCP となる．Query/Retrieve は Q/R と省略されて記述される場合が多い．この表記を用いると，装置 A が DICOM Q/R SCU，装置 B が DICOM Q/R SCP となる（図 3-16）．Q/R は他の

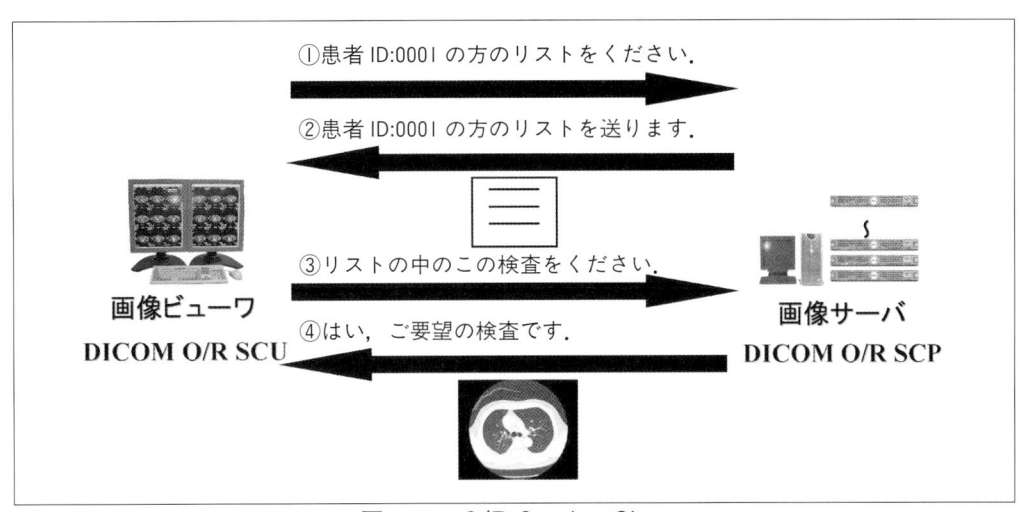

図 3-16　Q/R Service Class

サービスクラスと異なり，2段階の通信ステップを踏む．第1段階では装置Aが取得を希望する画像の検索条件を送信し，装置Bから検索結果のリストを取得する，第2段階では第1段階で装置Bから取得したリストから所望のものを選択し，装置Bに対して画像取得要求を送り，画像を取得する．

図 3-16 では，①と②が第1段階，③と④は第2段階となる．

DICOM Conformance Statement

ここまで5つのサービスクラスについて解説してきたが，サービスクラスは他にもいくつかある(**表 3-6**　p.61)．DICOM対応と謳われている装置が，すべてのDICOMサービスクラスをサポートしているかというと，必ずしもそうではない．むしろすべてのサービスクラスをサポートしている装置は少ないのである．例えば，あるCT装置はDICOM CT Image Storage SCUとDICOM Print SCU，DICOM MWM SCUの3つのサービスクラスのみをサポートしており，他のサービスクラスはサポートしていない，ということもあり得る．

DICOM対応装置が，DICOM規格のどの部分をサポートしているかを知る場合，その装置に付属しているDICOM実装宣言書（DICOM Conformance Statement）を参考にする必要がある．DICOM対応の装置であれば，このDICOM Conformance Statementが必ず存在する．これは多くの場合，装置のベンダーに問い合わせれば入手することができるが，最近ではベンダーのホームページに公開され，そこからダウンロードすることも可能になってきている．DICOM Conformance Statementは英語で書かれていることが多く，内容も難解なのでここで詳しく言及はしない．なお，DICOM Conformance Statementは後ろの部分をC/Sと略し，DICOM C/S（だいこ

む　しーえす）と記述する場合が多い．

DICOM のまとめ

　DICOM について基礎的な部分からデータ構造にいたる部分まで解説してきた．DICOM が最初に提唱されてから 10 年以上経過したが，現在では医用画像の標準規格としてしっかり定着しており，モダリティや PACS のほとんどのベンダーが DICOM に対応した装置を扱っている．冒頭にも触れた通り，DICOM のサポート範囲は医用画像にとどまらず，MWM, MPPS のような文字情報のやり取りや，セキュリティ，読影レポートなど，多岐に広がりつつある．しばらくは DICOM 全盛時代が続くものと思われる．

IHE

　病院で患者が来院されてから帰宅されるまでのフローの中に，いくつかのシステムが登場することがある．それを下記の例で考えてみたい．

　　来院　→　受付　→　診療　→　放射線検査　→　読影，説明　→　投薬　→　会計　→　帰宅

　放射線検査の予約，投薬，会計処理など病院全体のシステムを司る HIS と，放射線部門の情報管理を行う RIS，画像の保管管理を行う PACS が，関係するシステムとして考えられる．多くの場合 HIS, RIS, PACS はそれぞれ独立で構築される．例えば患者の氏名や生年月日などの基本情報は，HIS, RIS, PACS がそれぞれ独立のデータベースを構築し，ここで別々に管理されているのが現状である．このような場合，例えば患者の氏名が結婚などで変更になると，HIS, RIS, PACS の患者データベースをそれぞれ変更しなければならない．また救急で搬送されてきた氏名や生年月日が明確でない患者の情報を後追いでシステムに反映する場合も，それぞれのシステムで独立して登録する必要がある．

　このように独立に構築され，稼動しているシステム同士を統合し，診療する側だけでなく，診療される側の患者にもメリットが出るようにシステム構築を目指すために考えられたのが，IHE(Integrating Healthcare Enterprise) である．この IHE は 1999 年に以下の目的で米国にて提唱された．

▶ 多様化する医療情報システム間での通信を促進する．
▶ デモンストレーションを通して標準規格の使用，サポートを促進する．
▶ HIS, RIS, PACS, モダリティの各ベンダーが協力して医療情報の統合化を行う．

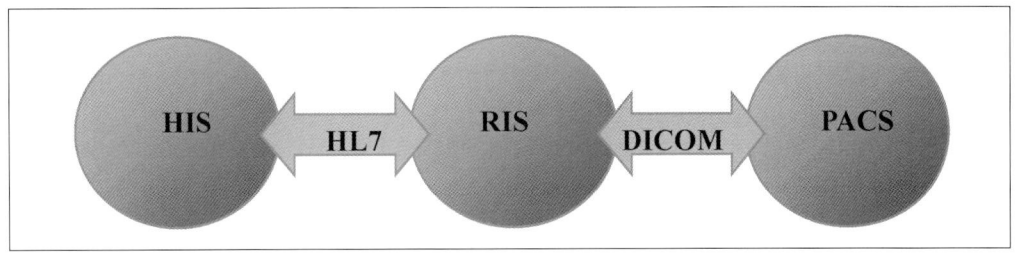

医療情報の統合化

IHE の思想を実現するために使用される規格は DICOM と HL 7（Health Level 7）の2つである．

また，IHE では中立的立場で下記を定義し，Technical Framework Document として作成，公開することも目指している．

・用語
・各装置の役割
・情報の流れ
・ワークフロー

米国の RSNA（北米放射線学会）や HIMSS（病院情報管理システム学会），日本では JRC（国際医用画像総合展）にてデモンストレーションを実施し成果を挙げている．

JJ 1017

DICOM や IHE など，医療情報システムに関わる多くの規格は米国で発祥したが，米国と日本では医療制度や病院のワークフローに違いがあるため，規格をそのまま日本の病院に適応できないケースがほとんどである．JJ 1017 は，JIRA（日本画像医療システム工業会）と JAHIS（日本保険医療福祉情報システム工業会）が日本の病院の事情にあった規格を検討するために設立した委員会の名称である．

名称の最初"J" 2文字は JIRA と JAHIS の頭文字で，後ろの 1017 は DICOM 規格書の Supplement 10 と Supplement 17 のそれぞれの番号をつなげたものである．Supplement 10 は DICOM MWM に関する補遺，Supplement 17 は DICOM MPPS に関する補遺である．JJ 1017 では，日本の病院の事情という観点から，DICOM MWM と DICOM MPPS で扱うデータ項目を検討し，不足しているデータを洗い出し，日本国内での標準化を行うことを目的としている．具体的には，MWM，MPPS で使用するタグの利用方法や，検査機器・種別・検査部位・方向などの情報のコード体系化が挙げられる．また，コード体系は医事会計システム上の保険請求コードの対応づけや，コー

ドを利用することによる統計資料の作成も視野に入れたものである．

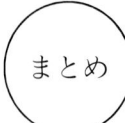

まとめ　本章では，今回特に放射線画像管理システムでの，標準規格としてのDICOMについて紹介してきた．このような共通規格を策定し普及，定着させるための標準活動は，複数のベンダー（マルチベンダー）でのシステム構築にとって必要不可欠となっている．

用語解説
DICOM
　祐延良治：社団法人日本放射線技術学会・編，医療情報分科会雑誌．Oct.（第1号），42-51，2003．
PACS サーバ
　祐延良治：社団法人日本放射線技術学会・編，医療情報分科会雑誌．Apr（第2号），51-54，2004．

参考文献

1) David Clunie's Medical Image Format Site
   http://www.dclunie.com/
2) National Electrical Manufacturers Association（NEMA）公式ホームページ
   http://medical.nema.org/
3) コニカミノルタ DICOM 解説書
   http://konicaminolta.jp/products/industrial/medical/dicom/DICOM_04.pdf
4) DICOM 日本語公式ページ
   http://www.jfcr.or.jp/DICOM/
5) 医用マルチメディア研究会
   http://www.medical-multimedia.net/
6) 放射線画像情報システム研究会
   http://www.rmiis.info/
7) Keith J. Dreyer, Amit Mehta, James H. Thrall：PACS：A GUIDE TO THE DIGITAL REVOLUTION, Springer, New York, 2001.
8) H.K. Huang, D, Sc., FRCR (Hon.)：PACS.：BASIC PRINCIPLES AND APPLICATIONS, WILEY-LISS. 1999.
9) Eliot L. Siegel, Robert M. Kolodner：FILMLESS：Radiology Health Informatics. Springer-Verlog, New York, 1998.

第4章 医用画像表示装置

はじめに
CRTモニタの構造および表示原理
液晶ディスプレイの構造および表示原理
医用画像表示グレースケールモニタの階調特性の調整と精度管理
まとめ

第 4 章
医用画像表示装置

はじめに　昨今，医療施設における画像診断装置のデジタル化およびネットワークの普及にともない，モニタ上での画像診断およびフィルムレス化が急速に進み，これまでシャウカステン上で行われていた画像観察がモニタ上へとその場を移しつつある．そのような背景から，これら画像診断，画像参照用に使用されるモニタにも，これまで画像診断装置，自動現像機，レーザイメージャなどを対象に実施されていた精度管理と同等の，より厳しい品質管理が求められている．モニタは画像と観察者を直接結ぶインターフェースであることから，診断の安全性確保の点でもその精度管理は大変重要な意味を持っている．

　本章では，現在医療施設で一般的に使用されている医用画像表示用モニタであるCRTモニタと液晶ディスプレイ（LCDモニタ）の概説とともに，医用画像表示用モニタに求められる性能，医用画像を正しく表示するための調整，およびモニタの劣化に対する管理に関する動向について記述する．

CRTモニタの構造および表示原理

CRTモニタの構造

　CRTとは陰極線管"Cathode Ray Tube"の略であり，電気信号を光に変換し人間の目に見える像をデバイス画面上に発生させる装置である．発明者の名前をとって「ブラウン管」とも呼ばれており，従来のパソコンの表示装置やテレビはもとより，医用画像表示装置にも広く応用されている．医用画像の表示用途では表示する画像やその目的によってカラーCRTとグレースケールCRTの2種類が使い分けられている．

　一般的なCRTモニタの構造を，カラーCRTを例にとって説明する．CRT自体はガラスでできた大きな真空管であり，後端には電子を発射するための電子銃が，前面のガラス内側には電子が当たると発光する蛍光体が塗布されている．電子銃から発射された電子ビームを電子銃前部に配置した偏光ヨークと呼ばれる電磁石で位置を変えて，蛍光体上を順次スキャンしながら電子ビームの強度を変化させて画像データを描画する．すなわち電子ビームはまずモニタ左上から右上に平行に移動し，右端に達すると一段下が

り再度左から右へ照射される．これを最下段まで繰り返し終了すると左上から同様の走査を繰り返す．汎用 CRT モニタにおいて電子ビームの走査が左上から右下まで達するのに要する時間は通常 1/60～1/30 秒であるが，一般に一度蛍光体に電子ビームが当たると数ミリ秒の間は発光を持続し，その後減衰していくため蛍光体の残光と視覚の残像により画面全体に像を描くことが可能となる．水平方向にビームが往復する周期を水平同期周波数，垂直方向にビームが往復する周期を垂直同期周波数またはフレームレートという．

図 4-1 のようにカラー CRT の場合には電子銃が 3 本あり，蛍光体の手前にはシャドウマスクが配置され 3 本の電子銃でそれぞれ赤，青，緑の描画を行うことによって，カラー映像を表示する．それに対してグレースケール CRT の電子銃は通常 1 本であり，その前面にシャドウマスクやカラーフィルタは存在しない．

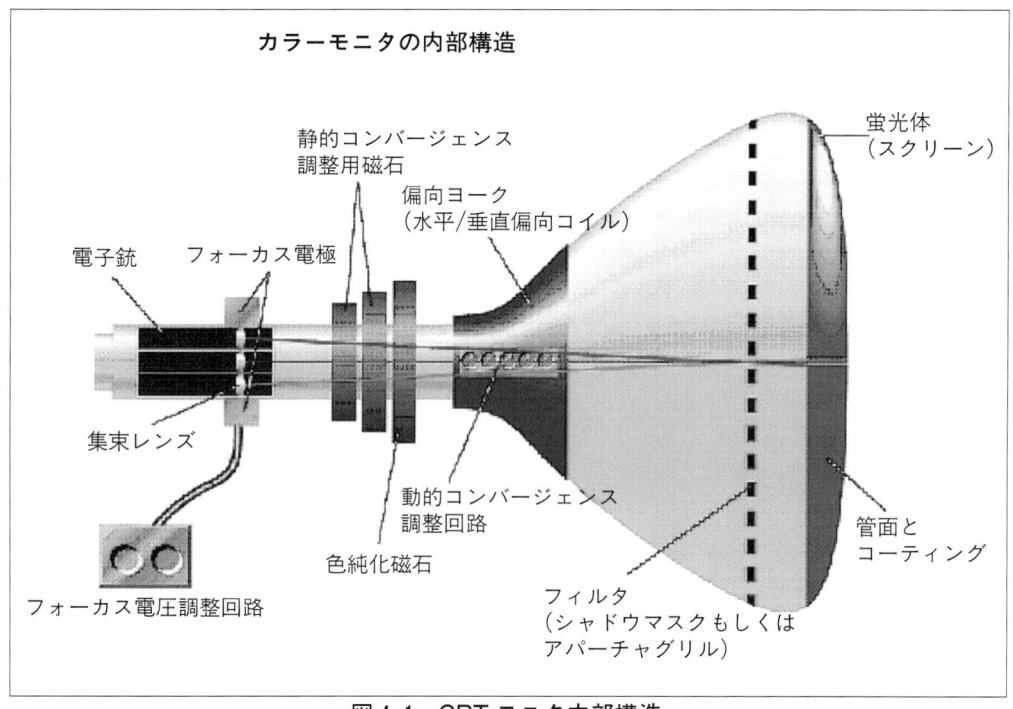

図 4-1　CRT モニタ内部構造

CRT モニタの特徴

CRT モニタの最大輝度の向上は電子ビームの強度を上げ高輝度タイプの蛍光体を採用することで可能になるが，電子ビームの強度を上げるとビーム径が太くなり鮮鋭度が低下したり，蛍光体の焼き付きを促進するという問題がある．また一般的に CRT モニタはその構造上，暗室における黒の表示が得意であり一般的なコントラスト比は液晶

ディスプレイに大きく勝るが，より外光の影響を受けやすい．すなわち電子ビームによる発光がまったくない黒の表示において，反射光により最低輝度が高くなり黒が黒として見えず，やや白っぽく浮いて見える場合がある．通常コントラスト比は暗室での最大輝度と最小輝度の比（Lmax/Lmin）で表現されるが，これは液晶ディスプレイなど他の表示デバイスでも同様である．たとえば最大輝度が $500\ cd/m^2$，最小輝度が $0.5\ cd/m^2$ のCRTモニタのコントラスト比は「1000：1」となる．CRTは前述のように外光により黒の輝度が影響されコントラストが著しく低下することから，一般的に液晶ディスプレイに比べてより外光を暗くした状態で運用することが望ましい．

また，CRTはその設計上，画面のちらつき(フリッカ)をともなうことがある．フリッカ自体はアーチファクトではないが，人間が知覚する画像表示装置の見にくさの特性の一つである．フリッカは輝度レベルが高いとき，および65 Hz未満の遅いリフレッシュレートの場合に知覚される．フリッカが知覚されるもっとも一般的な原因は蛍光灯の干渉である．72 Hz以上のリフレッシュレートでは，フリッカが気にならない人が多い．

また，CRTでは電子ビームを前述の通り偏向制御して画像表示を行っていることから画面でのビーム到達位置の幾何学的精度により画像歪みが発生する．なお，偏向制御は磁界の影響を受けるので，CRTの周辺に外部磁界を発生するようなものを近づけないようにする．また医療用のグレースケールCRTの蛍光体(phosphors)にはブルーベースのフィルムに近い発色のP4，P45，クリアベースのフィルムに近い発色のP104などが使用され，モニタ上での画像表示にもフィルムに近い色調が再現されている．

液晶ディスプレイの構造および表示原理

液晶ディスプレイの構造と表示原理

液晶ディスプレイ(LCDモニタ)とは液晶材料の物理的特性を利用した画像表示装置である．液晶ディスプレイ：Liquid Crystal Displayは，頭文字を取ってLCDとも呼ばれる．液晶ディスプレイは2枚のガラス板の間に液晶と呼ばれる液体を封入し，電圧をかけることによって液晶分子の向きを変え，光の透過率を増減させることで画像を表示する構造になっている．液晶自体は発光せず，通常液晶を封入したガラスの背後に仕込んだバックライトと呼ばれる冷陰極管の光を透過することによって表示を行う（図4-2）．液晶ディスプレイのコントラスト性能はCRTモニタと比較して一般的に視野角依存性が高い．また液晶ディスプレイのその構造上，製造時に欠陥ピクセルが発生する可能性がある．

民生用カラーディスプレイ，医用画像表示用液晶ディスプレイのいずれも主流となる駆動方式はアクティブ・マトリクスのTFT(薄膜トランジスタ)方式である．現在，民生用液晶ディスプレイでは15インチ程度のXGA(1024×768)が主流となっているが，医療現場で診断に使用される液晶ディスプレイは高精細化が進み，いわゆる100万画素(1 Mpixel＝1024×1280)，200万画素(2 Mpixel＝1200×1600)，300万画素(3 Mpixel＝1536×2048)，500万画素(5 Mpixel＝2048×2560)などのタイプがある．

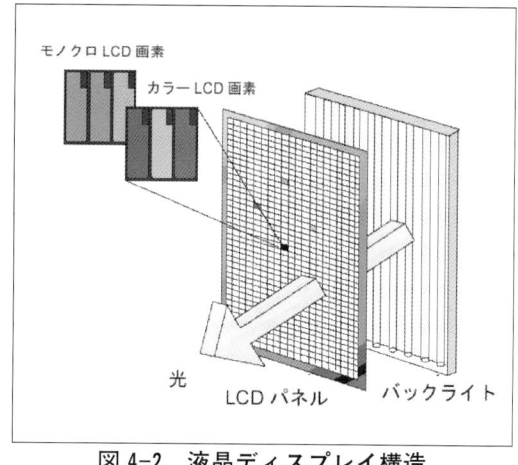

図4-2　液晶ディスプレイ構造

液晶ディスプレイの特徴

前述のように液晶ディスプレイの画像表示には液晶分子の配列による光の透過性の変化を利用しているが，現在，液晶ディスプレイの液晶動作モードの代表的なものとしてはTN(Twisted Nematic)モード，STN(Super Twisted Nematic)モード，IPS(In-plane Switching)モード，VA(Vertically Aligned)モードなどが挙げられる．その中でも医用画像診断用液晶ディスプレイにはその視野角特性が優れていることから，IPSモード，VAモードが採用されている．

図4-3はTNモードの液晶の挙動を示したものである．これに対してIPSモード(図4-4)の液晶はTNと異なり，ガラス基板に対して水平方向の横電界を用いて液晶分子を回転動作させる方式である．液晶分子が斜めに立ちあがることがないため，見る角度による光学特性の変化が小さく広視野角が得られる．VAモード(図4-5)は垂直配向膜と負の誘電異方性を有するネマティック液晶とを組み合わせる．電界をかけない状態でガラス面に垂直に液晶分子を配向させたものであり，無電界時に液晶分子が基板に対してほぼ垂直になるため，黒レベルが低くなり高いコントラスト表示が可能となる．

液晶ディスプレイはその表示面に画素(アクティブ・マトリックス)が形成されており，画素単位で描画することから一般的にCRTモニタと比較して鮮鋭度が高く，幾何学的歪みも発生しない．またCRTモニタの持つ蛍光体の焼きつきの問題も解消している．ただし，液晶ディスプレイは暗室において黒を表示した時に，常に一定の輝度で発光しているバックライトの光を前面に透過させることにより描画するという構造から，黒が黒として見えずやや白っぽく浮いて見える場合がある．したがって一般的に暗室コントラスト比もCRTモニタより劣るのが現状である．また診断用のグレースケール液

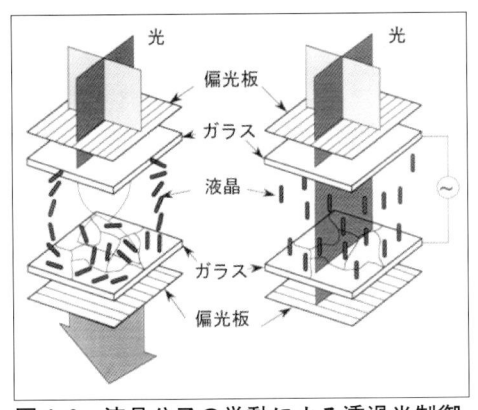

図 4-3　液晶分子の挙動による透過光制御

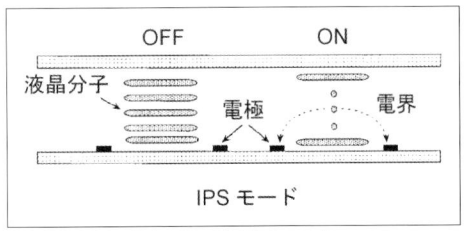

図 4-4　IPS モード

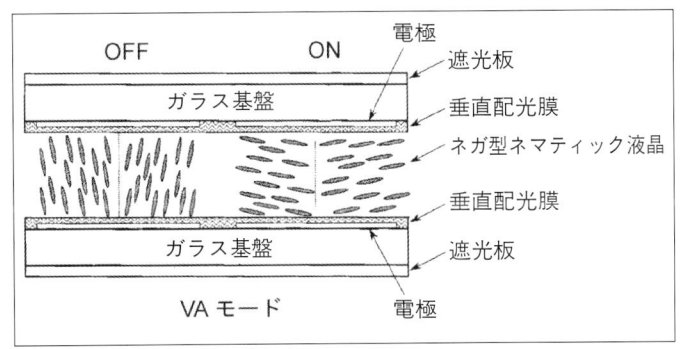

図 4-5　VA モード

晶ディスプレイには CRT 同様にクリアベースおよびブルーベースのフィルムに近い色調のものがそれぞれ用意されている．モニタ診断の現場では，マンモグラフィなど一部の用途を除いて CRT モニタから液晶ディスプレイへの移行が主流となってきている．

医用画像表示用グレースケールモニタの階調特性の調整と精度管理

DICOM PS 3.14

　モニタの普及にともなう医用画像の整合性に関する問題点として，イメージャによるハードコピーや複数の異なるモニタに表示される画像の画質に関するものが考えられる．デジタル画像とネットワークが普及するにつれて CRT モニタや液晶ディスプレイなどの画像表示装置を用いたソフトコピーによる画像観察が主流になり，それぞれの画像表示装置の表示特性に違いが生じると，使用される画像表示装置によって表示画像の階調特性が大きく異なることが懸念される．その画像表示装置の最大輝度や外光など，表示環境により同じ画像データであっても異なる階調で表示されてしまうことになる．この問題に対応するために現在広く採用されているのが DICOM　PS 3.14　Grayscale Standard Display Function (GSDF) である．

DICOM では画像表示の整合性をとるために，その Part 14 として GSDF を規定している．GSDF は平均的な人間の目の輝度弁別能をもとにしたモデルを利用し，最小識別可能である輝度差を JND (Just Noticeable Difference) として定義し，$0.05\,\mathrm{cd/m^2}$ から 1023 ステップをプロットしたカーブである．この特性曲線でキャリブレーションすることにより，モニタやイメージャの出力特性の違いに影響されることなく，ほぼ同等の階調特性で画像の出力および表示を可能にすることを目的としている．また，この特性曲線に沿って表示された階調は視覚的には直線的特性を持つことになる．したがって，異なる輝度レンジを持つ画像表示装置（モニタ，イメージャなど）で表示，出力した画像も GSDF に対応している時には絶対的な輝度は異なるが，その見え方はほぼ同一になるというものである．

また，GSDF の一例であるが，JND を利用することにより画像表示装置の輝度レンジにおける識別可能な階調数を導くことが可能である．例えば最小輝度(Lmin) $0.7\,\mathrm{cd/m^2}$，最大輝度(Lmax) $500\,\mathrm{cd/m^2}$ で調整されたディスプレイの輝度レンジでの識別可能な階調数は，それぞれの輝度に対応する JND Index の差で表される．この例では，最小輝度の $0.7\,\mathrm{cd/m^2}$ にあたる JND Index を調べると 58 であることがわかる．また最大輝度の $500\,\mathrm{cd/m^2}$ にあたる JND Index は 706 である．

したがってその差である 648 がこのディスプレイの表示輝度レンジにおいて，人間の目が理論上識別可能である階調級ということになる．また，使用する輝度値には外光の影響を含む数値を用いることに注意が必要である．DICOM PS 3.14 GSDF を含む DICOM Standard (Part 1～18：2005 年 1 月現在) は，http://medical.nema.org/ で一般に公開されておりダウンロードが可能である．実際の JND Index に関しては DICOM PS 3.14 を参照されたい．

この GSDF は世界の医用画像表示に関係する規格ガイドラインにおいて，グレースケール画像表示における標準となりつつある．GSDF に基づくモニタの調整を前提として規定しているものとしては，米国の IHE (Integrating the Healthcare Enterprise)，AAPM (American Association of Physicists in Medicine)，Task Group 18 の Assessment of Display Performance for Medical Imaging Systems などがあげられる．IHE で提唱している画像表示の複数の装置間での一貫性を保つための仕組みである統合プロファイルである CPI (Consistent Presentation of Images) のなかでも，技術的な枠組みとして DICOM GSDF の使用が前提となっている．

モニタの経年劣化と精度管理およびキャリブレーション

以前に観察した画像を同じ CRT モニタや液晶ディスプレイ上で再表示するときに，表示デバイスの特性が変化していれば，同じ画像データで表示しても同様の画像を再現

できないことになる．CRT モニタは経時とともに電子銃(カソード)や蛍光体が劣化することにより特性が変化してしまい，最終的には黒レベル側がつぶれて白レベル側が暗くなり，正しいグレースケールの表示が困難になる．液晶ディスプレイの場合も主にバックライトの輝度劣化により同様の特性変化が発生する．表示画像の再現性の確保のためには，表示デバイスの表示性能が変化していないことを評価する不変性試験が重要になる．この不変性試験の方法については国際電気標準会議(IEC)において，IEC 61223-2-5：Evaluation and Routine Testing in Medical Imaging Departments として規定されている．IEC 61223-2-5 ではモニタの据付調整後に最適な品質の画像表示を維持するために使用者が CRT の画質の不変性を試験することを目的としている．このため設置現場にて試験ができるように簡便な評価手法となっており，目視検査の項目が多いことが特徴である．また試験に用いるツールは輝度計，スケール，テストパターンである．ヨーロッパでの DIN，日本での JIS において同規格に相当するものを以下に記載する．

- ▶ IEC 61223-2-5：Evaluation and routine testing in Medical Imaging Departments Part 2-5：Constancy tests Image display devices, (1994)
- ▶ DIN V 6868-57：Image quality assurance in x-ray diagnostics, Acceptance testing for image display devices, (2001)
- ▶ JIS Z 4752-2-5：医用画像部門における品質維持の評価および日常試験方法
- ▶ 第 2-5 部：不変性試験- 画像表示装置 JIS Z 4752-2-5：2001 2001.6

また，米国においては米国医学物理士会 American Association of Physicists in Medicine(AAPM) Task Group 18 により次のガイドラインが発行されているが，現在では米国のみならず広く世界で採用されているガイドラインの一つになっている．

- ▶ American Association of Physicists in Medicine(AAPM), Task Group 18：Assessment of Display Performance for Medical Imaging Systems, (2003).

これらの規格，ガイドラインを同列のものとして比較することにはやや困難がともなうが，参考までにそれぞれの特徴のみを抜粋しその比較を**表 4-1** に記載する．

また，これらの規格，ガイドラインでは診断用のモニタ，画像参照用のモニタのそれぞれに対して，輝度計を用いた定量的な試験とテストパターンの目視検査が規定されているが，ここでは一例として，AAPM の代表的テストパターン TG 18-QC を，その観察箇所とともに掲載する(**図 4-6**)．

第4章 医用画像表示装置

表 4-1　JIS, DIN, AAPM 比較

	JIS Z 4752-2-5	DIN V 6868-57	AAPM TG-18
受入試験	規定なし	義務化	指針
不変性試験	指針	指針	指針
試験責任者規定	なし	一部項目	全項目
テスト画像（モノクロ）	4種	4種	21種
テスト画像（臨床画像）	なし	1種（選択）	4種
テスト画像（カラー）	1種	指定なし	指定なし
コントラスト規定	規定なし	規定あり	規定あり
レポート作成	指針	義務化	指針

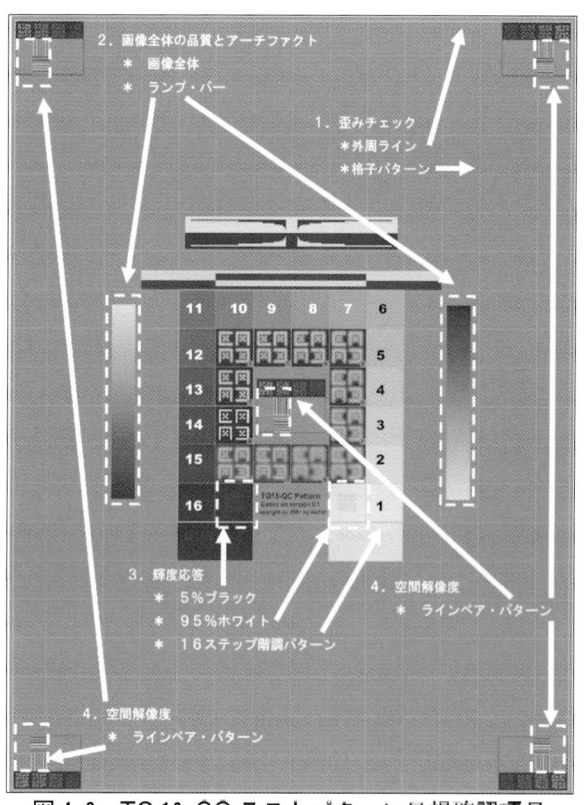

図 4-6　TG 18-QC テストパターン目視確認項目

　このような不変性試験によりモニタの劣化が確認されたときに，最高輝度および中間階調特性の復旧のために輝度計を用いて実施する校正作業を通常「キャリブレーション」と呼ぶ．通常，モニタのキャリブレーションには接触型センサが多く用いられる（図 4-7），一部の高精細液晶ディスプレイには，キャリブレーション用の輝度センサを内蔵したものも存在する．

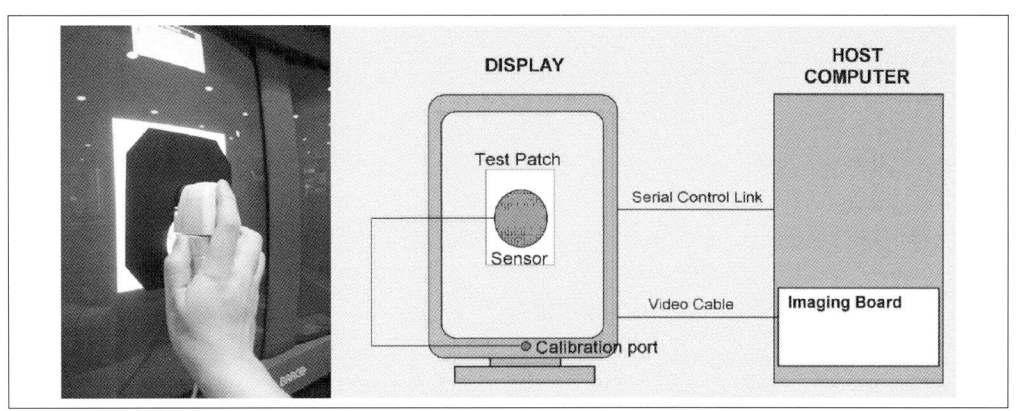

図4-7　CRTモニタ・キャリブレーション(例)

モニタの精度管理に必要な周辺機器

前述した通りモニタには特性調整および不変性の試験が不可欠であるが，モニタの精度管理に当たって使用される機器の代表的なものとして輝度計，照度計が挙げられる．

●**輝度計**（Brightness Meter, Luminance Meter）

輝度は点灯時のモニタ画面上の明るさを示し通常 cd/m^2 で表される．輝度計はモニタのキャリブレーションなどに使用されることの多い接触型輝度計(図4-8)と非接触型の望遠輝度計(図4-9)に大別される．望遠輝度計を使って画面上を測定するときは，輝度計を測定ポイントに狙いを定めて，モニタ画面に対して垂直方向に設置し，その測定目的に応じて暗室または読影環境の条件下で測定するが，このときの測定ポイントの大きさは輝度計の開口角度，ディスプレイと輝度計の距離で決定される．輝度の測定値は

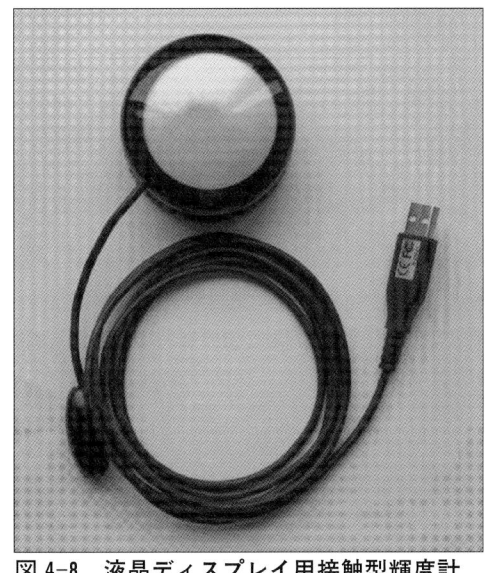

図4-8　液晶ディスプレイ用接触型輝度計　　　　図4-9　望遠輝度計

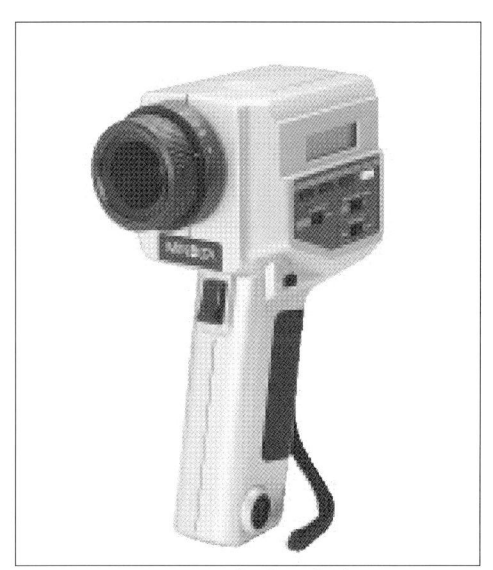

輝度計のタイプにより若干異なるが，主な原因は計器に対する迷光の影響である．しかし，一定の方法での測定を実施する限りにおいてはどちらのタイプも表示装置の評価に使用することができる．特に，繰り返し行われる品質管理のための測定では，一定の方法で測定を実施することが重要になる．反射，光膜反射グレア，放射角の定量試験には望遠輝度計が必要である．

●照度計（図 4-10）

多くの場合，モニタでの読影では運用環境の照度というその場の環境要因を考慮することが重要となる．表示装置の反射の定量評価および周囲条件のモニタリングには照度計が必要である．なお，「照度」とは「光があたっている表面の単位面積当たりの光束の量」のことで，つまりその場所にどれだけの光が届いているかを示している．単位としては通常 lx（ルクス）が用いられる．これに対して輝度は，ある方向から入射する光の量を表す測光量である．AAPM では照度計の必要条件として，1～1000 lx の範囲の照度を5％以上の精度で測定できることなどを挙げている．

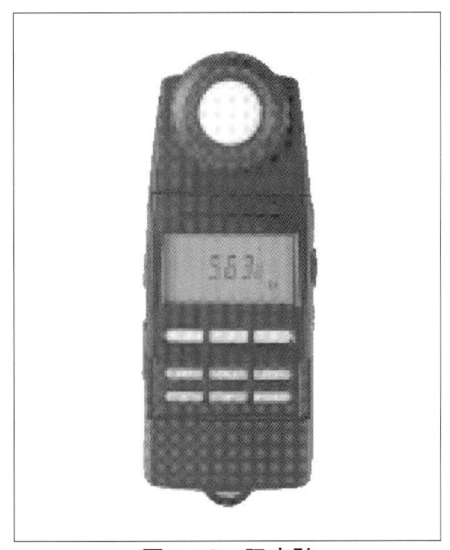

図 4-10　照度計

まとめ

モニタ診断において，医用画像表示装置の管理は重要な課題である．そして，CRT，LCD それぞれの特性についても理解した上で利用していかなければならない．今後もモニタ診断を行う施設は増加する一途であり，設置時から常に一定の表示性能を維持するために，医用画像表示装置の管理を行うことが肝要である．

参考文献

1) DICOM PS 3.14：Digital Imaging and Communications in Medicine (DICOM)-Part 14. Grayscale Standard Display Function, 2000.
2) IEC 61223-2-5：Evaluation and routine testing in medical Imaging departments -Part 2-5. Constancy tests- Image display devices, 1994.
3) DIN V 6868-57：Image quality assurance in x-ray diagnostics. Acceptance testing for image display devices, 2001.
4) JIS Z 4752-2-5：医用画像部門における品質維持の評価および日常試験方法 (2-5)．不変性試験 画像表示装置 JIS Z 4752-2-5，2001．
5) American Association of Physicists in Medicine (AAPM), Task Group 18：Assessment of Display Performance for Medical Imaging Systems, 2003.
6) (社)照明学会・編：光の計測マニュアル．日本理工出版会，1990．

第5章 医用画像情報システム

はじめに
PACS
画像配信
その他のシステムとの連携
保守・管理
システム構築
まとめ

第 5 章 医用画像情報システム

はじめに　近年の医用画像情報システムは，そのほとんどが院内画像配信機能を持ち合わせており，放射線部門だけでなく院内全体で利用されるものとなってきた．そのため，医用画像情報システムの構築を行う場合，画像サーバの容量や放射線科読影環境の検討だけでなく，診療科医師や看護師さらにはコメディカルスタッフが必要とする医用画像情報をどのように提供するのかといった，他システムとの連携も含めた検討が必要とされる．院内において，診療放射線技師が構築に関わるときには，今後ますますこれらについて専門的な意見を求められるであろう．施設によっては，システム構築の中心的な役割を任される場合もある．医用画像情報システムの普及とともに，診療放射線技師もその知識が必要となってきている．

PACS

PACS は Picture Archive and Communication System の略で画像保存システムとその画像の参照を行うネットワークシステムと定義される．本来，PACS といえば画像のみを扱うシステムであった．しかし，最近の PACS は Report と一体化しながら発展しており，もはや画像のみを扱うシステムではない．それゆえ，PACS というよりも病院情報システム，放射線情報システムと並んで医用画像情報システムと呼ばれつつある．

PACS は 1.検査画像発生装置，2.画像保存装置，3.画像読影・参照装置，それらを接続する 4.ネットワークに大別できる．

検査画像発生装置

画像診断装置で撮影された画像や画像処理装置で作成された画像は，ネットワークを利用して画像サーバに送信され，保存される．CT 装置のような画像診断装置には，機種に関係なくデジタル(DICOM)化されている装置もあれば，内視鏡装置・超音波診断装置のようにアナログ画像が主流であり，高機能機種に対してのみデジタル化を設定している装置もある．ここでは DICOM 規格で出力できる画像診断装置とそうでないものについて，また画像の容量の計算について述べる．

● DICOM 出力に対応している画像診断装置

　DICOM 規格は広く画像診断装置メーカーに採用され，多くの装置が標準で対応している．しかし，DICOM 出力がオプションとなっている機種もあるので，購入する際に，DICOM 出力機能を実装しているかどうか確認する必要がある．

　また，放射線部門の画像診断装置だけでなく，超音波診断装置をはじめ内視鏡装置や心電計（心電図）にいたるまでデジタル化による DICOM 出力機能への対応が進んでいるが，オプション機能となっている場合が多いので注意が必要である．

● DICOM 出力に対応していない画像診断装置

　DICOM 出力機能を持たない画像診断装置（アナログ出力装置）の場合，アナログデータ（ビデオ信号）をデジタル化しなければならない．一般的には，ビデオキャプチャ装置と呼ばれるデジタル変換器に画像診断装置のビデオ信号を入力し，A/D 変換する．次に，DICOM 規格に準拠するためには，患者および検査情報などを付加しなければならない．これらの情報は，キャプチャ画像中の患者の ID や氏名など，表示位置が固定されている部分の情報を自動文字認識機能（OCR：Optical Character Reader）を利用して読み取り DICOM のタグの中に記録できる装置も存在する．自動文字認識機能がない場合は，ビデオキャプチャ装置であらためて患者情報などを入力しなければならず，文字入力違いはもとより，誤ってまったく別の患者データを入力する可能性が生じてくる．最近の OCR の文字認識率は高く，変換された DICOM データを直ちに画像サーバに転送することができるため便利である．また，DICOM MWM（Modality Worklist Management）に対応したビデオキャプチャ装置もあり，MWM サーバから患者情報を取込むことができる．

　ビデオキャプチャ装置を使って得られた DICOM 画像はビデオ信号を基にしているため，CT 装置などの 12～13 bit の画像は通常 8 bit の画像に変換される．したがって，通常の DICOM 画像のようにウィンドニング処理や CT 値の計測ができないので，フィルムの代替と考えるべきである．

　CT 装置や MR 装置などのビデオ信号は周波数帯域が広いため，専用のビデオキャプチャ装置が必要である．また，内視鏡などのビデオ信号は NTSC など一般的な信号であるが，内視鏡は体内に挿入されるため，医療用のキャプチャ装置を用いて電気的に分離される必要がある．内視鏡などからキャプチャ画像はもちろん，カラー画像として DICOM サーバに保存される．後述するが，画像ネットワークにカラー画像が含まれる場合，モニタの種類（カラー，モノクロ）を目的に応じて選択する必要が生じる．

● 画像発生量の計算

　画像サーバの導入に当たって，サーバに接続する画像保存領域の容量の見極めは重要である．容量計算を誤ると，予想保存期間を待たずにサーバがパンクする恐れがある．

画像発生量の計算の基本はサーバに取り込む検査の種類と発生する画像枚数を把握することである．つまり，年間に発生する各検査の画像枚数を求め，それに1画像の容量を掛け合わせて年間画像発生量を求める．これに各検査の年間画像発生量を合計したものが，年間総画像発生量である．実際には毎月の集計データから，次式にしたがって求める．

$$\text{Amt} = \text{Nstd} \times \text{Nimg} \times \text{Vimg} \times 12$$

Amtは各検査の年間画像発生量(Amount of Images)，Nstdは月当たりの検査数(Number of Study)，Nimgは1検査の平均画像枚数(Number of Images)，そしてVimgは1画像の容量(Volume per Image)である(**表 5-1**)．月当たりの検査数Nstdは1日の平均検査数に月の稼働日を掛けて求めることができる．

各検査のAmtの年間画像発生量が求められたら，それらを合計すれば年間総画像発生量Amt_allが得られる．

$$\text{Amt\_all} = \Sigma \text{Amt}$$

表 5-1　代表的な画像診断装置と1画像の容量

画像診断装置	マトリクスサイズ	容量（MB/画像） Vimg
CT	512×512	0.524
MR	256×256	0.131
	512×512	0.524
CR	2000×2000	8
	4000×4000	32
XA（Angio）	1024×1024	2
NM（核医学）	64×64〜	8 KB〜
	1024×1024	2
US（Gray）	640×480	0.307
（Color）	640×480	0.922
ES（内視鏡）	640×480	0.922

● **画像保存量の計算**

画像発生容量からサーバの画像保存容量を計算する．このとき，安全係数と画像の圧縮率を考慮して計算を行う．

安全係数は将来予想される画像発生の増加を見込んだ割合をいう．例えば将来，検診部門が強化されることが予想され，CR検査数とDR検査数の増加が20％見込まれる場合，安全係数を1.2として計算する．また，MDCT装置の更新が予想される場合，安全計数を1.5として計算する(数値はあくまで例である)．また，将来の増加が予測しづ

第5章 医用画像情報システム

らい場合は，すべての検査に対して安全係数1.1あるいは1.2を採用してもよい．

画像圧縮には可逆圧縮と非可逆圧縮とがある．可逆圧縮は完全にもとの画質に戻る圧縮であり，圧縮率は約1/2から1/3である．CT画像1枚524 KBのデータ容量が256 KBから170 KB程度に減少する．一方，非可逆圧縮は画像復元時に元の画質に戻らない圧縮で，圧縮率は1/10ほどに圧縮させることが可能である(**第2章　電子保存「画像データの圧縮」参照**)．可逆圧縮・非可逆圧縮の選択は実際に画像を参照して選択することが望ましいが，一般的な選択の指針としては，非可逆圧縮は画素数が大きい(1,000×1,000以上)画像では画像劣化を明らかに認めることはない．CR画像などでは非可逆圧縮を採用する場合が多い．一方，画素数が小さい画像に関しては可逆圧縮が望ましい．例えば，核医学画像のように画素数の小さな画像は非可逆圧縮時にJPEG特有のブロックノイズが認められる．2001年にJPEG(Joint Photographic Experts Group)によって規格化されたJPEG 2000はこうしたノイズに強いので今後の普及が期待される．

さて，各検査画像の年間画像保存容量(Capacity of Storage)Cstrは次式で求められる．

$$Cstr = Amt \times Rcmp \times Fsf$$

ここで，Amtは各検査の年間画像発生量，Rcmpは各検査の画像圧縮率(Compression Ratio)，Fsfは各検査の安全係数(Safety Factor)である．

また，年間総画像保存容量Cstr_allは次式のように各検査の年間保存容量を合計して求める．

$$Cstr\_all = \Sigma Cstr$$

● 画像発生量と保存容量の計算例

画像発生量，画像保存容量の計算をCT，MR，CRを例に示す．各容量を計算するために，各モダリティの検査数と平均画像枚数を**表5-2**のように仮定する．

計算は簡単にするため，すべて1 Kbyte＝1,000 byteとした．

表5-2　検査数と平均画像枚数

画像診断装置	1日の検査数（件）	1ヵ月の稼働日（日）	1検査の平均画像枚数（枚）
CT	20		200
MR	10	22	100
CR	50		4

表5-2から「1日の検査数」と「1ヵ月の稼働日」を掛け算して1ヵ月の検査数を求め**表5-3**にまとめる．

表 5-3　年間画像発生量

画像診断装置	1ヵ月の検査数 Nstd	1検査の平均画像数 Nimg	1画像容量 Vimg	年間画像発生量 Amt＝Nstd×Nimg×Vimg×12
CT	440	200	0.524 MB	553 GB
MR	220	100	0.131 MB	34.6 GB
CR	1100	4	8 MB	422.4 GB

したがって，この場合の年間の総画像発生量 Amt_all は，各モダリティの年間画像発生量 Amt を合計して 1,010 GB になる．

$$\text{Amt\_all} = \Sigma \text{Amt} = 553\,\text{GB(CT)} + 34.6\,\text{GB(MR)} + 422.4\,\text{GB(CR)}$$
$$= 1{,}010\,\text{GB}$$

さて，次に画像保存容量を計算する．ここで，画像圧縮に関して，CT，MR は可逆圧縮，CR は非可逆圧縮で保存することを想定する．また，安全係数は CT が将来 MDCT に更新することを考慮して 1.5 とし，その他を 1.2 とした．各検査の保存容量は**表 5-4** のようになる．

表 5-4　画像保存容量

画像診断装置	年間画像発生量 Amt	圧縮方法（圧縮率 Rcmp）	安全係数 Fsf	保存容量 Cstr＝Amt×Rcmp×Fsf
CT	553 GB	可逆（1/2）	1.5	415 GB
MR	34.6 GB	可逆（1/2）	1.2	20.8 GB
CR	422.4 GB	非可逆（1/10）	1.2	50.7 GB

したがって，年間総画像保存容量 Cstr_all は各モダリティの保存容量 Cstr を合計して 486.5 GB になる．

$$\text{Cstr\_all} = \Sigma \text{Cstr} = 415\,\text{GB(CT)} + 20.8\,\text{GB(MR)} + 50.7\,\text{GB(CR)}$$
$$= 486.5\,\text{GB}$$

さらに画像サーバの保存期間を 3 年に設定すると，次式のように年間総画像保存容量に保存期間 3 年を掛けて画像サーバ容量を求めることができる．

$$\text{画像サーバ保存容量} = 486.5\,\text{GB/年} \times 3\,\text{年}$$
$$= 1.46\,\text{TB}$$

3 年間分の画像保存容量に，1.46 TB 必要であることがわかる．

このようにして，画像サーバに必要な画像保存容量を計算して，サーバに接続するハードディスクなどの画像保存用記憶装置の容量を算出する．

画像の容量を表す単位については，以下の関係がある．

1 K＝1,000
1 M＝1,000 K＝1,000,000
1 G＝1,000 M＝1,000,000 K＝1,000,000,000
1 T＝1,000 G＝1,000,000 M＝1,000,000,000 K＝1,000,000,000,000

画像サーバ

　画像サーバは，画像診断装置あるいは画像処理装置などからDICOM規格に準じて画像を取得あるいは画像表示端末に転送するソフトウェア，取得した画像を大容量のメディアに保存管理するハードウェア，検査情報や画像情報などを管理するデータベースから構成されている．以下に各構成について説明する．

●サーバハードウェア

　乳腺画像に対するCR画像の高精細化やMDCTの登場によるCT装置の多列化，さらにはMR装置の高速化などにより1検査の画像発生量は増加の傾向にある．サーバはこれらの画像を病院の運用に必要な期間，保存管理しなければならない．そのため，サーバの保存容量は数TBを超える場合がある．これまでPACSの画像保存は，短期保存と長期保存に分けて保存し，短期保存はハードディスクに，長期保存はバックアップを兼ねてCDチェンジャやDVDチェンジャに保存管理してきた．しかし，現在ハードディスクの価格が下がってきたことから，すべてをハードディスクで保存管理して，バックアップとしてDVDチェンジャを接続するケースが増えてきた．さらに，最近ではバックアップもディスクで行うケースも見受けられる．

　さて，サーバと保存装置を接続する方式には，直接SCSI（Small Computer System Interface）ケーブルで直結したDAS（Direct Attached Storage），イーサネット上に接続した記憶装置NAS（Network Attached Storage），ファイバチャンネル（Fiber Channel）を用いたネットワーク接続したSAN（Storage Area Network）などが存在する．それぞれのメリット・デメリットを**表 5-5**にまとめた．

　バックアップ装置としてはディスク，DVDチェンジャ，テープチェンジャなどがある．バックアップ装置の要件としては，確実にバックアップが取られていることと障害復旧時に速やかにデータの移行が可能であることが重要である．また，NASはネットワーク上にある保存装置（Storage Device）の一般的表現である．現在，NASはハードディスクがその主流であるが，DVDチェンジャを利用したものも存在する．NASはサーバ側はネットワークドライブとしか見えないため，管理が非常に簡単である．

表5-5 DAS，NASとSANの比較

	メリット	デメリット
DAS	・高いコストパフォーマンス． ・接続が簡単．	・容量設定に限界（1～2TB）． ・サーバが分散されるため，サーバごとの管理・バックアップが必要．
NAS	・高いコストパフォーマンス． ・接続・増設が簡単． ・異なるOS間（Windows・UNIX）での容易なファイル共有が可能． ・ネットワークにかかる通信負荷が発生する．	・ネットワークにかかる通信負荷が発生する．
SAN	・柔軟なシステム拡張が可能． ・分散データを統合管理が可能． ・通信速度が高く，ネットワーク負荷も小さい． ・完全な二重化対策が可能．	・初期導入コストが高い． ・導入・設計に時間がかかる．

　バックアップ装置は単に画像データのバックアップを取るだけではなく，将来，サーバの増設や入れ替えが生じた時に，短期間でかつ低いコストでデータの移行ができなくてはならない．ハードウェアのメーカー保証期間は製造あるいは販売年から約5年程度で終了するのが一般的である．したがって，将来必ずサーバの入れ替えが発生することを認識し，データ移行に関わる時間とコストを考慮しておく必要がある．

　ディスクシステムは耐障害性の向上と高速アクセスを実現するためにRAIDと呼ばれる仕組みを採用している．RAIDはRedundant Arrays of Inexpensive Disksの略で，複数のディスクにデータを分割して保存することにより，冗長性を持たせ安全性を確保しようとするものである．RAID構成にはレベル0～5まで6つのレベルが存在する．そのメリットとデメリットを表にまとめた(**表5-6**)．現在使われている主なRAIDはレベル0と1と5である．

　RAID 0は高速なデータ転送を実現するために，1つのデータを分割して複数のディスクに同時に記録する仕組みである．また，RAID 0は複数のディスクを1つのディスクとして扱うためにディスクを大容量化する目的で使用される．ただし，複数のディスクのうち1つのディスクが障害を受けると，ディスク全体のデータが読み出せなくなるため，耐障害性能は低い．RAID 0は別名ストライピング(Striping)とも呼ばれている．

　RAID 1はデータの安全性を高めるために，同一のデータを2つのディスクに書き込む仕組みである．まったく同じデータが2つ記録されていることから別名ミラーリング(Mirroring)と呼ばれている．もし，1つのディスクが障害を受けても，もう一方のディスクで運用することができれば，その間に障害ディスクの復旧を行うことも可能である．ただし，RAID 1はデータを2重化しているため，ディスクの使用効率が半分になるので効率的ではない．例えば，250 GBのハードディスクを2台用意してRAID 1

表 5-6　RAID の各レベルでの特徴，デメリットとメリット

名称（別名）	仕組み	メリット	デメリット
RAID 0（ストライピング：Striping）	2 台以上のディスクに同時に 1 つのデータを書き込む．	高速なデータ転送．	冗長性がないため信頼性が劣る．
RAID 1（ミラーリング：Mirroring）	2 台のディスクにまったく同じデータを書き込む．	片方が障害を受けてももう一方のディスクで稼動が可能である．	両方のディスクに同じデータを書き込むため物理容量の半分しか使用できない．
RAID 2	複数のディスクにデータとパリティ情報（bit または byte 単位）を記録する．		データ復旧の処理が複雑．
RAID 3	複数のディスクにデータを記録し，1 台のディスクにパリティ情報（bit または byte 単位）を記録する．		パリティ情報が特定のディスクに保存．同時にデータとパリティを読み出す特殊なディスクが必要．
RAID 4	複数のディスクにデータを記録し 1 台のディスクにパリティ情報（ブロック単位）を記録する．		パリティ情報を特定のディスクに限定しているため負荷が集中する．
RAID 5	複数のディスクにデータとパリティ情報（ブロック単位）を分散して記録する．	パリティに必要なディスクは 1 台なので RAID 1 よりディスクを効率よく使用できる．データ読み出しは複数のディスクから読み出されるため高速である．	データ書き込み時にパリティ情報を計算するためデータ転送上不利である．

で構成するとき，物理容量は 500 GB（250 GB×2）だが，データが保存できる実用量は半分の 250 GB になる．

　RAID 5 は耐障害性能とディスクの使用効率を高めるため，データとパリティ情報と呼ばれる本来のデータを訂正するために使用する情報（誤り訂正符号 ECC：Error Correcting Code とも呼ばれる）をそれぞれ複数のディスクに保存し冗長性を持たせている（図 5-1）．もし，一つのディスクが障害を受けてもパリティ情報とそのほかのディスク上のデータから必要なデータを復元できるため，ディスクは見かけ上は問題なく稼動し続ける．その間に障害ディスクを交換して復旧を行う．パリティ情報は複数のディスクのうちの 1 台に記録されるのでディスクの使用効率は向上する．例えば，250 GB のハードディスクを 4 台で RAID 5 を構成するとき，物理容量は 1 TB（250 GB×4）になるが，実際はパリティ情報の記録領域に 1 台分使用するので，データ保存に使用

できる実容量は 750 GB（250 GB×3）となる．また，データブロックごとにパリティ情報を分散して管理するため，データ書き込み時に負荷が分散されるのでパフォーマンスも向上する．また，データの読み込み時には複数のディスクから同時に読み込むため高速な読み込みが可能である．一方，RAID 5 のデメリットは，データ書き込み時にパリティ情報をデータから計算するため，その分オーバーヘッドが大きくなる．RAID 5 は画像サーバなど大容量のデータを転送する場合に最も使用されている RAID 構成である．

RAID ディスクは通常ホットスワップ（Hot Swap）と呼ばれる機能を持ち，これは RAID ディスクが稼動中であっても障害のあるディスクを交換できる機能である．したがって，システムを停止することなく，サーバのサービスを継続したままでの障害復旧が可能である．

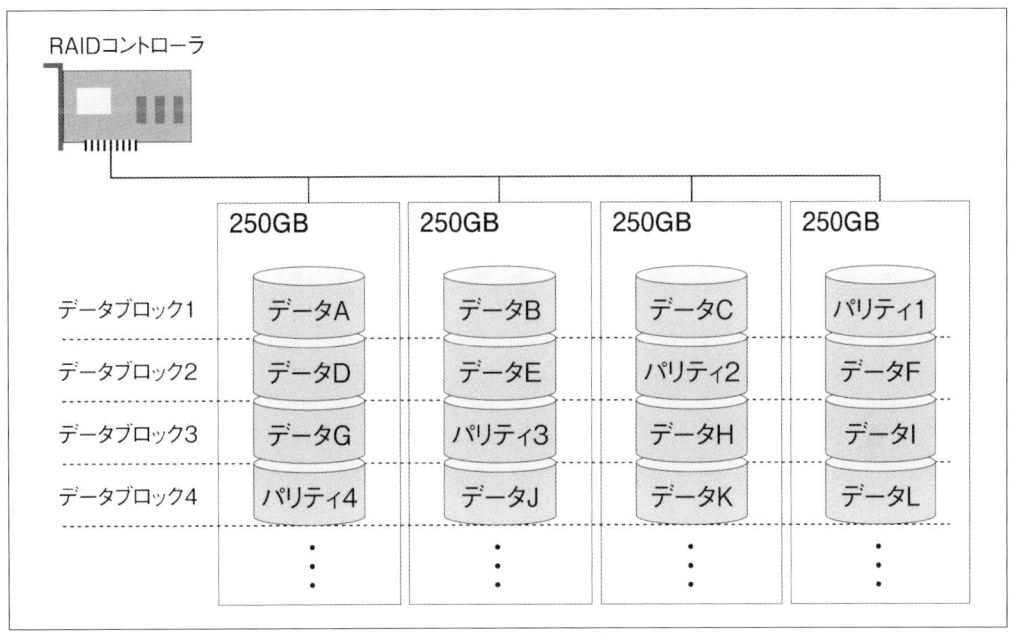

図 5-1　RAID 5 の概念図
データブロックごとにパリティを持ち，各ディスクに分散されている

● サーバソフトウェア

サーバソフトウェアは，DICOM 画像受信機能，情報管理機能，そして画像送信機能を有している．DICOM 画像受信に関しては DICOM 規格に準じ Storage Service Class の SCP（Service Class Provider）を有している．ただし，サーバの受信機能としてどの画像診断装置の画像が受信可能であるか，あるいは DICOM データのどのタイプ（Implicit VR Little Endian/Explicit VR Little Endian/Explicit VR Big Endian）をサポートしているかという情報は通信上重要である．これらの情報はコン

フォーマンスステートメントと呼ばれる資料に記述され，DICOM サーバは必ずこれを有している．したがって，各画像診断装置の接続が可能かどうか事前にコンフォーマンスステートメントで確認することができる．もちろん画像端末やワークステーションとの DICOM 接続についてもコンフォーマンスステートメントで確認することができる．

　情報の管理はデータベースによって行われるが，その目的はある特定の患者，あるいは特定の検査画像の参照要求があったときに，速やかに必要な検査の情報や画像の所在を調べることができることにある．具体的には患者 ID，患者氏名や生年月日などの患者基本情報，そして検査日・検査時間・検査種別・検査を一意に特定する DICOM 規格上のユニークな ID(Study Instance UID)などの検査基本情報，さらに画像のファイル名，画像の保存サーバ名や保存ディレクトリなどの画像情報をデータベースに管理している．これらの情報はリレーショナルデータベース(RDB：Relational DataBase)と呼ばれるデータ管理手法で管理されている．RDB は患者情報の患者 ID や患者氏名などをフィールドと呼ばれる項目に入力(Insert)して管理している．また，このフィールドの集合を表またはテーブル(Table)と呼び，具体的には患者情報を管理する患者情報テーブル，検査情報を管理する検査情報テーブルそして画像情報を管理する画像情報テーブルでそれぞれの情報を管理している．これらのテーブルは索引となる項目(Index)で関連付け(Relation)して管理を行っている．具体的には**図 5-2** のように検査テーブルに患者 ID フィールドがあり，この検査が誰の検査であるかが患者基本情報テーブルの患者 ID と一意に関連付けられている．また，画像情報テーブルには Study Instance UID のフィールドがあり，格納されている画像情報がどの検査の画像であるか検査基本情報テーブルの Study Instance UID と関連付けされている．このようにして基本情報単位のテーブルで管理することにより効率的に情報を管理することができる．例えば，患者の氏名が結婚により変更になった場合，患者情報テーブルの氏名フィールドの名前を変更(Update)するだけで，関連するすべての検査の患者氏名を変更することができる．

　このように RDB は必要なすべての情報を関連付けて管理している．ここで，重要なことは，患者 ID は必ずユニークでなくてはならない．つまり，一人の患者に一つの ID という運用管理を病院内で行う必要がある．もし，複数科で別な ID で患者を管理しているような場合，システム構築前に病院の運用を一人の患者に一つの ID に変更しなければならない．

　RDB は SQL(Structured Query Language)と呼ばれる特別な言語を使ってデータベースを操作している．DICOM サーバは画像端末などから DICOM 規格の Query and Retrieve Service を用いて検査検索要求を受けると，その検索条件を解釈し，RDB に検索 SQL 文を発行して情報を取得する．そして，その結果を DICOM 規格に準じて画

患者基本情報テーブル

フィールド名	患者ID	患者氏名	性別	生年月日
データ1	001010	佐々木 一美	F	19551011
データ2	001011	小島 弘	M	19720412
データ3	001012	鈴木 孝一	M	19441210
データn	.....	.....	.....	.....

検査基本情報テーブル

フィールド名	患者ID	検査日	検査種別	Study Instance UID
データ1	001010	20031022	CT	1.2.840.113619.2.3…
データ2	001010	20040117	MR	1.2.840.113654.2.3…
データ3	001012	20040222	CR	1.2.392.200036.9125…
データn	.....	.....	.....	.....

画像基本情報テーブル

フィールド名	Study Instance UID	保存サーバ名	保存場所	画像ファイル名
データ1	1.2.840.113619.2.3…	fw01	disk01	Image001.dcm
データ2	1.2.840.113619.2.3…	fw01	disk01	Image002.dcm
データ3	1.2.840.113619.2.3…	fw01	disk01	Image003.dcm
データn	.....	.....	.....	.....

図 5-2　RDB による基本情報管理の概念図

患者基本情報テーブルと検査基本情報テーブルは患者 ID により関連付け（Relation）が行われている．患者 ID「001010」の患者氏名「佐々木一美」は 2003 年 10 月 22 日と 2004 年 1 月 17 日検査が行われている．患者基本情報の患者氏名を変更した場合，2 件の検査の患者氏名が変わることがわかる．

像端末に返している．通常は DICOM 規格を用いて検索を行うので，SQL 文を意識することはないが，細かな情報を検索して表示させるには DICOM 規格上の制約が存在する．これを解決するために，専用の検索ソフトウェアを用いて画像端末から直接サーバの RDB に検索しているものも見受けられる．DICOM の規格から外れるが，RDB に独自に管理している情報を取得・表示できるメリットがある．

画像管理のほかの機能として画像圧縮がある．取得した画像をあらかじめ設定された設定値にしたがって，可逆圧縮あるいは非可逆圧縮をして画像保存領域に移す．

そのほかの機能として，ほかの画像診断装置に自動的に画像転送するオートルーティング機能や取得した検査の同一患者の前回検査画像を特定の画像端末や共有ディスクに転送するプリフェッチ（Prefetch）機能などを実装している．

DICOM 画像サーバは画像端末からの検索要求に対して Query and Retrieve Service Class の SCP 機能を用いて応答を返し，Storage Service Class の SCU(Service Class User)機能を用いて画像を送信している．これによりマルチベンダーで構成する画像

ネットワークの構築が容易になった．一方で，DICOM通信に依存しない独自の通信により，高速に画像転送を実現するケースも存在する．また，画像端末に特別なソフトウェアをインストールすることなく画像参照できるWeb画像配信機能を持つものやASP (Application Service Provider) を用いて高機能ビューワをサーバから配信する機能を有するものも見受けられる．今後，画像サーバは画像保存管理機能だけでなく，汎用的な画像配信機能を用いて電子カルテなどの連携のような画像参照系にも変革をもたらすものと考えられる．

なお，DICOMに関する用語については「**第3章　標準化**」において記述してあるので参照していただきたい．

● 画像表示系

画像表示端末は，画像を取得し表示するソフトウェア，処理装置であるコンピュータと表示装置であるモニタから構成される．

●画像端末

現在，表示端末装置は機能面から画像表示端末，画像処理用端末とWeb画像表示端末の3つに大きく分類される．

画像表示用端末 (Image Viewer) はウィンドニング処理，各種計測処理や画像拡大機能を備え，読影に必須の要件を満たしているため，読影室や放射線部門には必要な端末である．さらに，画像処理用端末は3D処理，MIPやMPR機能を有し，高精細な大量の画像から目標臓器を抽出し，患者や医師に有用な情報も伝えることができる．最近では，コンピュータの処理能力が向上し，画像表示端末でもMPRやMIP処理ができるものが存在するようになった．また，MDCTの登場により，大量の画像をMPR機能がないと読影できないという背景もある．今後，画像表示端末と画像処理端末の機能はより近いものになるだろうと予想される．

最後にWeb配信による画像表示である．電子カルテなどとの連携で急速に広まっている．その機能は，単にDICOM画像をJPEGに変換して配信するものからDICOMオリジナル画像を配信するものまでさまざまである．そのため，目的に応じて検討する必要がある．

Web配信の場合，画像表示には一般的なInternet Explorerなどのブラウザを使用するため，電子カルテ端末を利用することができるが，Internet Explorerの古いバージョンが院内に混在する場合に問題が発生する．こうした問題を解決するために，最近Web配信の発展型としてASP (Application Service Provider) を用いた画像ビューワを配信するシステムも登場している．ビューワアプリケーションをサーバで管理して，画像端末に特別なソフトウェアをインストールすることなくビューワを使用することが

できる．前述のブラウザのバージョンなど個々の端末の環境に依存することが少なく，また，Image Viewer と同等の機能を実装できるため，今後の発展が期待される．

● 画像表示用モニタ

かつては画像表示用に CRT（Cathode Ray Tube）が主であったが，現在は液晶モニタ（LCD，Liquid Crystal Display）が主流である．液晶モニタは省電力・省スペースであるだけでなく，焼付けなどの性能劣化が少ないため医療現場で用いるのに優れている．種類も多彩にそろえられ，5 Mpixel，3 Mpixel の高精細タイプの LCD，表示諧調が 10 bit 以上の高諧調タイプや高輝度のタイプの LCD が登場している．

高解像度モニタは CR 画像やマンモグラフィの表示に必要である．特にマンモグラフィは濃度の微細な変化にも参照するため高諧調タイプで高解像度のモニタが適している．カラーモニタは内視鏡画像，核医学画像や超音波ドップラ画像を参照するためには必須である．目的・用途に応じてこれらのモニタ（表 5-7）を選択する必要がある．

表 5-7　モニタの名称と解像度について

名　称	解像度	医療名称	モニタサイズ
VGA【Video Graphics Array】	640×480		
SVGA【Super Video Graphics Array】	600×800		
XGA【eXtended Graphics Array】	1024×768		
SXGA【Super eXtended Graphics Array】	1280×1024	1 M	約 18 インチ
UXGA【Ultra eXtended Graphics Array】	1600×1200	2 M	約 20 インチ
	1536×2048	3 M	約 20 インチ
	2048×2560	5 M	約 21 インチ

LCD の性能が向上する一方で，高解像度化にともない画像表示するためのビデオメモリも大きくなり，ビュワで画像を動かしたりするときの応答時間が問題になる場合がある．また，LCD 特有の視野角の存在も注意が必要である．過去に比べ視野角は広くなったが外来などで患者に説明する場合や大勢でカンファレンスをする際には，視野角に気をつける必要がある．

ネットワーク

ネットワークは電気・ガス・水道に相当する重要なライフラインである．病院建設でもネットワークは必須で，それ抜きの設計はありえない．しかし，ネットワークの取り扱いは蛇口をひねると水が出る，コンセントにプラグを挿入してスイッチを入れると電球が点くというようにはいかないため，その設計ならびに取り扱いは専門家に依存している．ネットワークについて最低限の知識を身につけることはシステムの導入やその後の保守管理に重要である．ここでは，イーサネットの基礎とネットワーク機器の基礎を

中心に述べる．

● イーサネット

　LANと呼ばれるもののほとんどのネットワークはイーサネット(Ethernet)で構築されている．イーサネットはIEEE(Institute of Electrical and Electronic Engineers，電気電子学会)で制定された標準規格で，一つのネットワークライン上で幾つもの情報を通信するためのアクセス制御を採用している．このアクセス制御はCSMA/CD(Carrier Sense Multiple Access with Collision Detection)と呼ばれ，データの送信時にネットワークライン上にデータが流れていないか検出（Carry Sense）を行い，検出されなければ送信を開始する．もし，データを検出した場合（Collision Detection）は一定時間を置いて再送信を行う．このようにして一つのライン上で画像情報やオーダー情報などを時間的に分割して通信することができる(Multiple Access)．データはパケットと呼ばれる小さな単位で構成されているため，数百Kbyteの画像も小さく分解されて通信される．そのパケットの間をオーダー情報のパケットが流れることになり，一つのライン上を同時に画像とオーダー情報が流れているように見えるわけである．しかし，一つのライン上に大量の情報を流そうとするといつもCarryが検出され（Collision：衝突の発生），ネットワークの情報転送効率が低下する．

　さて，一般的なイーサネットの転送速度は10 Mbps，100 Mbps，1000 Mbpsがある．また，100 MbpsをFast Ethernet，1000 MbpsをGigabit Ethernetと呼ぶこともある．現在は通常のパソコンでも100 Mbpsに対応しているように，この速度が一般的である．通信速度の単位bpsはbit per secondの略である．つまり，1秒間に何bit送れるかという意味である．画像の容量は通常byteで表すため混乱する．bitとbyteの関係は次のような関係にある．

　　　　1 byte＝8 bit

　いま，画素数が512×512で1画素2 byteの画像を100 Mbpsのネットワークを用いて通信するときどのくらいの時間を要するか計算してみよう．100 Mbpsは1秒間に100 Mbit転送できる能力を持つことを意味するが，一般的使用環境ではCollisionを起こしているために70％程度に効率が落ちている．これを考慮して計算する．

　計算は簡単にするために，すべて1 Kbyte＝1,000 byteとした．
　　　　　画像の容量を計算する
　　　　　　　512×512(画素)×2 byte＝524,288 byte＝524 Kbyte
　　　bitに換算すると
　　　　　　　524 Kbyte＝524 Kbyte×8 bit/byte＝4,192 Kbit＝4.19 Mbit
　　　通信速度を，転送効率を考量して計算すると
　　　　　　　100 Mbps×70％＝70 Mbps（Mbit/sec）

通信時間を計算すると

$$4.19\,\text{Mbit}/70\,(\text{Mbit/sec}) = 0.0599\,\text{sec}$$

となる．

●ネットワークトポロジー

ネットワークトポロジーはコンピュータの接続形態をいう．代表的形態にはバス型，スター型，リング型ネットワークがある．

バス型は，1本のケーブルに端末を接続する方式である．イーサネットの 10 BASE-2 や 10 BASE-5 がこの接続形態である．ケーブルに同軸ケーブルを用い，ケーブルの端には終端抵抗を取り付けて信号が反射して雑音になるのを防いでいる．現在はほとんど使われていない（図 5-3）．

スター型は，ネットワークの中心にハブ（HUB）と呼ばれる集線装置をおいてこれを中心にコンピュータを接続するネットワークである（**図 5-4**）．

イーサネットの 100 Base-TX の配線は，ハブを中心にスター型でケーブルをつなぐ接続形態である．

リング型ネットワークは環状の1本のケーブルに端末を接続する方式である．Token Ring と呼ばれる LAN 規格や光ファイバを用いた FDDI（Fiber-Distributed Data Interface）などがこの接続形態である．他の方式に比べケーブルの総延長を長くすることが容易である（**図 5-5**）．

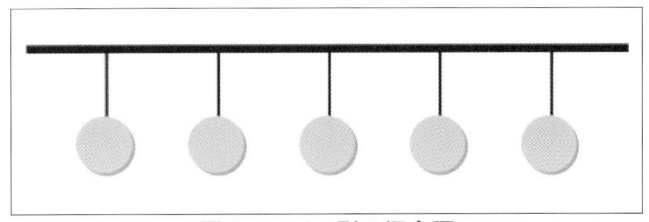

図 5-3　バス型の概念図

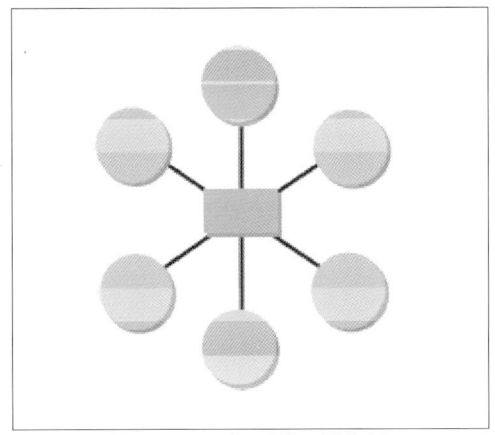

図 5-4　スター型の概念図

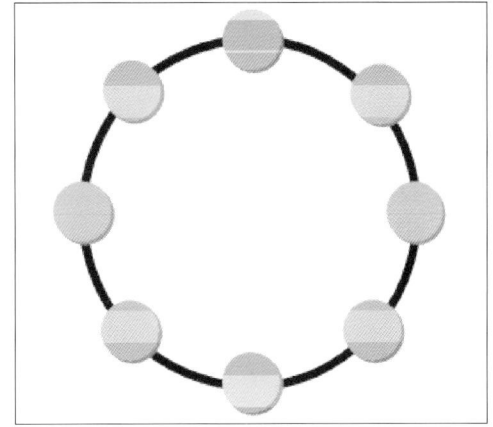

図 5-5　リング型の概念図

● ハブ（HUB）

　ハブはコンピュータを接続するためのポート（Port）と呼ばれるネットワークケーブルを差し込む口を複数もっている．初期のハブの機能はあるポートで受けた情報（パケット）をその他のすべてのポートに送信する．いわゆるリピータハブと呼ばれる．ネットワークの延長には長さの限度があるため，リピータハブを用いて延長することがある．このハブはパケット信号の増幅と波形の修正を行う機能を有している．また，あるコンピュータから送られてきたデータをすべてのコンピュータに送信するため，データの転送効率が悪いという欠点を持っている．

　この欠点を解決するために登場したのがスイッチングハブである．スイッチングハブはブリッジとして働き，コンピュータから送られてきたパケットからあて先を解析し，送り先のコンピュータにしかデータを送信しない．このため，ネットワーク全体の負荷が軽減する．あて先を解析するために一時的にデータを蓄えるので，速度の違うネットワーク間の接続にも使える．代表的なものには，イーサネットの 10 BASE-T と 100 BASE-TX を両方接続することができるスイッチングハブがある．

● IP アドレス

　インターネットや LAN での通信手順（Protocol）として TCP/IP（Transmission Control Protocol/Internet Protocol）が用いられるが，IP アドレスはこのネットワーク上でのコンピュータの所在を表すための住所である．IP アドレスは 4 つの 8 bit（＝ 1 オクテット，octet）の数字（32 bit，4 オクテット）をピリオドで区切って表す．例えば，"192.168.10.122" などと表す．IP アドレスはユニークでなければならないので使用している LAN の中で絶対に重複してはいけない．重複しないためには，IP アドレス管理表（**表 5-8**）を作成しネットワークに変更が生じた場合には必ず記録して保存することが重要である．IP アドレスの重複はネットワーク障害を引き起こすだけでなく，重複した IP アドレスを持つコンピュータがどこにあるのか特定する作業が非常に難しいため，障害の復旧に時間を要する．また，病院情報システムの導入などでネットワークが拡張されることが予想される場合，IP アドレスをどのように構築すべきか病院全体のネットワーク体系として検討するのがよい．つまり，各部門でネットワークセグメント（サブネット）をどのように分けて運用するかを検討が必要である．放射線部内の IP アドレスを後から変更することは大変な作業になる．そればかりか設定変更にともなう作業費用の発生や，IP アドレスの変更による予期しない問題が発生するリスクも存在する．

　IP アドレスと並んで重要なのはサブネットマスクである．32 bit の IP アドレスはネットワークセグメントを識別するためのネットワークアドレス部と，個々のコンピュータを識別するためのホストアドレス部から構成されている．例えば，上位 24 bit

表5-8　IPアドレス管理表（例）

接続機器名称	Host名	IPアドレス	AE Title	Port番号	メーカー（販売会社）	OS	設置場所
MR	mr 01	192.168.1.1	mr_001	104	A社	—	MR室
CT	ct 01	192.168.1.2	ct_001	104	B社	—	CT室
画像サーバ	FWSV 01	192.168.1.20	Fw 01	104	C社	Win 2003	サーバ室
画像表示端末	VB 001	192.168.1.50	vbh 01	104	D社	WinXP	読影室

をネットワークアドレスに，下位の8bitをホストアドレスとしてコンピュータの識別に使用する場合，サブネットマスクは'255.255.255.0'と表す．また，サブネットマスクが24bitであることをIPアドレスと併わせて'192.168.10.122/24'と表す場合がある．

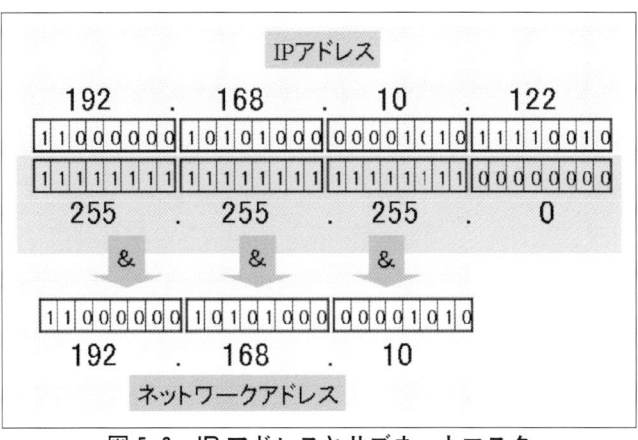

IPアドレスとサブネットマスクの関係はバイナリ（2進数）でみると図5-6のようになる．

つまり，サブネットマスク'255.255.255.0'とIPアドレスでAND演算することにより，容易にネットワークアドレスを抽出できることが分かる．サブネットマスクは同一ネットワークで接続してコンピュータを使用する場合，必ず揃える必要がある．また，上位24bitをネットワークアドレスとして使用するIPアドレスのグループを一般的にクラスCと呼ぶ．

その他に，上位8bit，16bitをネットワークアドレスとして使用する場合，それぞれクラスA，クラスB（表5-9）と呼ぶ．

本来，IPアドレスはインターネットに接続するために，NIC(Network Information Center)から発行してもらう必要がある．しかし，施設内で閉じたネットワークを構築する場合，プライベートアドレスと呼ばれる決められた範囲のIPアドレスを採用するのが一般的である．この場合，認証機関に断ることなしに使用することができる．クラスCでは'192.168'で始まるIPアドレスを使用する．

図5-6　IPアドレスとサブネットマスク

表 5-9　各クラスのプライベートアドレス

	プライベートアドレス
クラス A	10.0.0.0～10.255.255.255
クラス B	172.16.0.0～172.31.255.255
クラス C	192.168.0.0～192.168.255.255

● ルータ

　ルータは，ネットワーク上を流れるデータであるパケットをほかのネットワークに中継する機器である．ルータはパケットの送り先のアドレスを調べて，どの経路に転送すべきか判断する機能を持っている．この機能を利用した例として，通常は放射線部門内の情報通信を行っていて，必要なときにネットワークアドレスの違う病院情報システムのサーバに情報を取りにいくような場合に，ルータが中間に入り中継すべきか否かの判断を行っている．

　データ通信の機能を 7 つの階層構造に分割して標準化する OSI 参照モデルという設計方針がある．ルータはその中の第 3 層(レイヤ 3)であるネットワーク層のプロトコルを解析して上記機能を実現している．市販のスイッチングハブにはルータの機能を有したものが存在し，レイヤ 3 スイッチ（別名 L 3 スイッチ）と呼ばれている．レイヤ 3 スイッチは各ポートにネットワークアドレスを設定することができ，複数のネットワークセグメントを接続するような中規模以上の基幹のハブとして用いられる．

● LAN ケーブル

ツイストペアケーブル

　ツイストペアケーブルは，内部の線を絶縁プラスチックの外皮でおおった線である．LAN ケーブルの接続には電話回線で使われる RJ-11 に比べて，ひとまわり大きい RJ-45 のモジュラ式コネクタを利用する．100 Base-TX は，このツイストペアケーブルを使った LAN の規格である．100 Base-TX の配線は，HUB を中心にスター型でケーブルをつなぎ，最大延長距離は 100 m であることに注意する必要がある．またそれ以上の延長には，線と線の間にスイッチング HUB などを置くことでデータを送ることができる．近年，ギガ bit 対応の規格も出ており高速化が期待されるケーブルである．

　ツイストペアケーブルには，ノイズなどの混入を防ぐためにシールドされた STP (Shielded Twisted Pare) ケーブルと，シールドされていない UTP (Unshielded Twisted Pare) ケーブルがあるが，LAN では UTP ケーブルが選択されることが多い．UTP ケーブルは，EIA（米国電子工業会）で規格化されており（**表 5-10**），カテゴリ 5 e が現在の主流となっている．

また，ツイストペアケーブルの両端のコネクタ（RJ-45）内の配線の順により，ストレートケーブルとクロスケーブルに分類される．当然ながら，ストレートケーブルとクロスケーブルではその用途が異なる（表5-11）（図5-7）．

表5-10　ツイストペアケーブルの種類

レベル（カテゴリ）	適用範囲	規定伝送速度の上限
カテゴリ1（CAT 1）	音声（電話）	～20 Kbps
カテゴリ2（CAT 2）	ISDN基本インターフェース 低速度デジタル端末（RS 232 Cなど） デジタルPBX	～4 Mbps
カテゴリ3（CAT 3）	イーサネット（10 Base-T） トークンリング（4 Mbps）	～16 Mbps
カテゴリ4（CAT 4）	トークンリング（16 Mbps）	～20 Mbps
カテゴリ5（CAT 5）	高速LAN（CDDI/100 Base-T/ATM）	～100 Mbps
カテゴリ5e（CAT 5e）	高速LAN（1000 Base-TX/ATM）	～1000 Mbps
カテゴリ6（CAT 6）	高速LAN（ATM 622 Mbps・1.2 Gbps）	～1200 Mbps
カテゴリ7（CAT 7）	（規格策定中）	（規格策定中）

表5-11　クロスケーブルとストレートケーブルの用途

ストレートケーブル	・コンピュータに取り付けたNIC[*1)]とHUBの通常ポートを接続． ・HUBの通常ポートともう一つのHUBのカスケード[*2)]ポートを接続． ・ブロードバンドルータの内蔵HUBとHUBのカスケードポートを接続．
クロスケーブル	・コンピュータのNIC同士を接続． ・HUBの通常ポート同士を接続．

*1）NIC：Network Interface Cardの略．LANボード，LANカードとも呼ぶ．
*2）カスケード接続：スター型のLANの場合，HUB同士を接続することをいう．これにより多くのコンピュータを接続してネットワークを拡張することができる．カスケード接続対応のHUBには専用のポートが設けられ，上位のHUBから来たストレートケーブルを下位のカスケードポートに接続する．

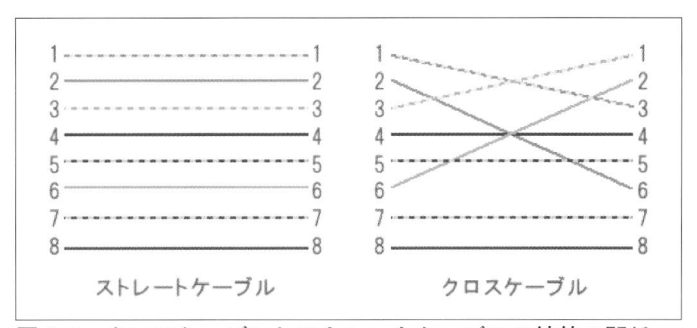

図5-7　クロスケーブルとストレートケーブルの結線の関係

光ファイバケーブル

光ファイバケーブルは，外部皮膜（ジャケット）の内側に石英ガラス（クラッド）がコアを包む形で内包されている（図5-8）．電気信号から光の点滅に変換された信号は，このコアを通って伝達される．光ファイバケーブルのメリットは，高速にかつ大容量のデータを扱えることとノイズに強いことである．また，最大延長距離はツイストペアに比べて長く，1000 BASE-SX で 550 m，1000 BASE-LX のシングルモード光ファイバでは 5,000 m にもなる．しかし，設置コストがほかのケーブルよりも格段に高く，敷設や設定にも特殊な技術を必要とし，手軽に扱えないデメリットがある．

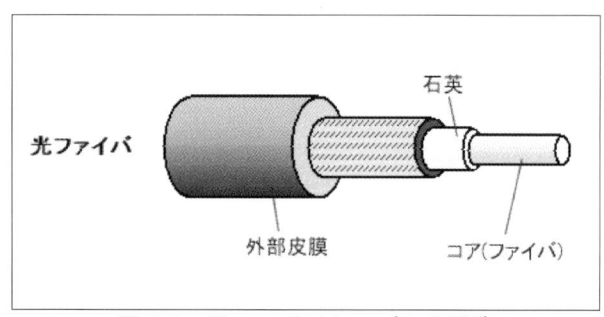

図 5-8 光ファイバケーブルの構造

画像配信

病病・病診連携

病病連携，病診連携は複数の医療機関をネットワークで結び，画像や所見情報を共有することを指す．医療の高度化にともない，専門医不足が社会問題になっている．この問題を解決するために，専門医のいる医療機関と支援を受ける医療機関との連携を図り，専門医に読影を依頼して意見を求めるシステムが広まっている．

ネットワークはセキュリティに配慮して構築しなければならない．現在，NTTをはじめ電力会社など多くの会社がネットワークサービスを提供し，専用回線や特定グループに開放されたネットワークなどさまざまなサービスを提供している．ネットワーク技術とそのコストは日々変わっているので，導入時点でのベストなネットワークの提案を受けながら構築していく必要がある．

医療施設間のネットワーク速度と院内のネットワーク速度を同じにすることは不可能ではないが，コストの問題，地域によっては高速ネットワークサービスが受けられない場合がある．また，医療施設間を流れるデータ量も，すべての画像データを転送するのか，一部の画像を転送するのかによりネットワークにかかる負荷も異なる．こうしたことを考慮して医療施設間のネットワークの速度を決める必要がある．

では，実効 3 Mbps の回線速度のネットワークを例に，CT 画像 1 枚送るのにどのくらいの時間を要するのか計算してみる．

計算は簡単にするために，すべて 1 Kbyte＝1,000 byte とした．

はじめに，画像の容量（byte）を計算する

$$512 \times 512（画素）\times 2\,\text{byte} = 524,288\,\text{byte} = 524\,\text{Kbyte}$$

byte を bit に換算すると，

$$524\,\text{kbyte} = 524\,\text{kbyte} \times 8\,\text{bit/byte} = 4,192\,\text{kbit} = 4.19\,\text{Mbit}$$

これを通信速度で除して通信時間を計算すると，

$$4.19\,\text{Mbit}/3\,(\text{Mbit/sec}) = 1.40\,\text{sec}$$

CT 画像 1 枚に約 1 秒の時間を要することが分かる．

画像の開示

電子カルテによるカルテ開示が普及するのにともない，画像の開示も増える傾向にある．ユーザである患者が，必要なときに容易にカルテ情報が参照できることは便利なだけではなく，セカンドオピニオンを得るためにも積極的に進められていくと予想される．しかし，情報開示をする場合，個人情報が漏れないように十分に考慮されたシステムの構築と運用を検討する必要がある．まず，ネットワークの構築はセキュリティを十分に考慮する必要がある．具体的には外部ネットワークと院内ネットワークとは完全に分離して，公開用のサーバを設置することが必要である．

次に公開する画像の患者基本情報を削除し，もし，第三者に情報が漏れたとしても氏名や ID などの情報が分からないようにする仕組みが必要である．最後に Internet Explorer のようなブラウザを用いて画像を公開する場合，ブラウザのアドレス部に現在表示している画像情報の所在が示される問題がある．この情報から他者の情報やサーバの管理を推測することができるので，こうした情報を表示しないようにする必要がある．

このようなシステム上の考慮すべき点に加えて，インターネットにサーバを公開するうえで，コンピュータウィルスやハッカーなどの攻撃の対象になる危険性に対して対策を検討しておかなければならない．攻撃を受けたときに，どこから，いつ攻撃を受けたのかを調べて，しかるべき対応をとることができるスキルをもった人材，また院内への影響を調査して重大な影響がある場合にはシステムを停止させることができるような権限をもった人材を置く必要があると考える．

オフラインによる連携（画像の配布）

ほかの病院との連携や，患者へのサービスの方法として CD に画像を記録して渡す方法がある．フィルムに記録するコストよりも低コストで画像を出力できるのは魅力であ

る．DICOM 規格の中にはメディア保存の規格（DICOM DIR）も整っているため，DICOM DIR に準拠したメディアであれば他のシステムでも参照可能である．また，最近では CD の中に画像だけでなく簡易ビュワも記録するシステムも存在するので，患者が自宅のパソコンで画像を参照することも可能である．

その他のシステムとの連携

PACS とその他のシステムとの連携について述べる．PACS は単独のシステムでは存在する価値が小さく，その他のシステムとの連携ができることで，はじめて真価が現れる．

RIS/HIS との連携

画像診断装置は RIS サーバから DICOM 規格の一つである MWM（Modality Worklist Management）を用いて，患者情報や検査情報を取得することができる．ただし，MWM 機能はいまだにオプション扱いの場合が多いので，導入時に MWM 機能の有無を確認する必要がある．RIS サーバにはオーダーされた検査の情報が蓄えられ，必要に応じて画像診断装置から情報を取得することができる．これにより，患者 ID や患者氏名の入力ミスを減らすことができるというメリットがある．しかし，同じ患者 ID，氏名で次の患者を撮影するという人的ミスが起こり得るので，システムに頼らず撮影前の確認は重要である．

MWM を用いて検査情報などを取込むもう一つのメリットはオーダー番号の取得である．通常オーダー番号はオーダリングシステム内で重複がないようにユニークな番号で管理されている．画像診断装置では当該番号を DICOM 規格のアクセッション（Accession）番号として DICOM 画像のタグ情報に付加して画像サーバに転送する．これにより，検査画像とオーダーとの関係が一意に関連づけられる．つまり，オーダーを発生した側で一意に画像を呼び出すことができるようになる．

さて，画像発生装置としてフィルムスキャナシステムがあるが，運用には注意が必要である．通常スキャナはデジタル化以前のフィルムや他施設からの紹介患者の持込みフィルムの画像を取込むために用いる．ここで，MWM で連携が取れていないとオーダー発行側では取込み画像を参照できないケースが発生することがある．また，MWM で連携が取れていても，フィルムスキャンのたびにオーダーを発生させる手間と，発生させたオーダーの会計への情報伝達方法などについて検討しておく必要がある．

MWM とは逆に画像診断装置から検査終了時に RIS 側へ検査実施時刻，画像数やばく射量を返す MPPS と呼ばれる仕組みが存在する．MPPS は Modality Performed

Procedure Step の略で，DICOM 規格に規定されている．明示的に検査の終了と検査の内容を RIS に伝えることができ，MWM と併せて今後普及していくと思われる．

● レポートシステムとの連携

RIS とレポートシステムとの連携には，RIS から必要な情報をレポートシステムが受け取る下りの連携とレポートシステムから RIS へ所見情報を返す上りの連携がある．

はじめに下りの連携について説明する．まず，レポートシステムは患者が検査受付したタイミングで RIS からオーダー情報を受け取りレポートの入力枠が自動的に作成される．このとき，RIS に蓄えられた検査依頼情報や依頼医師の情報，入院外来あるいは入院病棟などの患者情報やオーダー番号もレポートシステムに取り込まれる．読影医師にとって読影前に事前に患者の情報を把握した上で読影作業に入れるため，読影効率と診断精度の向上が期待される．また，先の MWM で画像診断装置の連携がとれた画像システムであれば，レポートシステムで管理しているオーダー番号と DICOM 画像中のアクセッション番号から一意に画像を画像サーバから取得・表示することができる．この仕組みを利用すると，レポート入力時に該当する検査の画像を自動的に表示することができるため，取違いを防ぐことができる．

次に，上りの連携について述べる．これはレポートシステムで管理している所見情報を RIS/HIS 側で参照することを意味している．この方法には大きく 2 つある．一つは RIS/HIS 側から必要に応じて Internet Explorer を用いてレポートを参照する方法で，所見情報のオリジナルは唯一レポートサーバ内に存在する．もう一つの方法は，所見入力が終了して確定したタイミングで所見を RIS/HIS に送信し RIS/HIS 側で所見情報を管理する方法である．RIS/HIS の仕様及びレポートシステムの仕様によりどの方式が低コストで構築できるかということと，施設の運用を考えてどちらを選択すべきか，総合的に決定すべきである．

保守・管理

システム導入後の保守管理は重要である．24 時間 365 日止まらないシステム運用を確保することを管理目標とする．また，電子保存を前提にするシステムであるならば，フィルム運用の有無に関わらず「電子保存の三原則」を遵守しなければならない．

● 画像発生系（画像診断機器）の管理

医用画像システムからみた画像発生系の管理としては，真正性の確保に寄与する部分が多々ある．最近の画像システムでは画像診断機器から送信された画像を高速に表示することができる．そのため，誤った画像情報も参照され誤診につながる可能性があるの

で留意する必要がある．管理の基本は，誤った画像情報を発生させない(撮影患者，撮影部位，撮影患者情報を取違えない，マークを置き違えない)対策を講じることである．施設内のリスク管理の一環として取組むべき重要な問題である．

　画像サーバなどとのデータ通信はDICOM規格を標準としているが，一部のメーカーがタグ情報などを独自に解釈している場合がある．画像診断機器と画像サーバの間でタグ情報がずれている場合，情報が正確に表示できない場合がある．例えば，検索ができない場合は，両者の間で日時の入力形式が異なっている可能性がある．基本的に，DICOM画像は1枚1枚ユニークな独自のIDを持っているが，あるメーカーは同じ画像を再送しても同じユニークIDで送信されるが，別のメーカーは新たに別なユニークIDを付けて送信する場合がある．もし，後者の場合であれば，画像がサーバに再送されると画像サーバでは同じ画像であっても別画像として扱われ，新規に登録される．

　これらのDICOM通信に関する問題を防ぐには，接続前コンフォーマンス・ステートメント（Conformance Statement）(「第3章　標準化」の「DICOM Conformance Statement」の項を参照）の各項目についての事前確認及び接続テストの実施を行うことが重要である．また，画像診断装置を購入する際の機種選定時には，同機種による接続実績の有無についての確認が最低限必要であろう．これら各装置のコンフォーマンス・ステートメントの細かな設定を記録しておくと，数年後の装置更新時や，異なるメーカーの装置を追加した場合に参考にできる．

● 画像保存系(画像保管サーバ)の管理

　画像サーバの管理についての管理項目は多数あり，導入規模・運用形態によって異なる．ここでは代表的なものについて紹介する．

●システムステータス(サーバの稼動状況)の管理

　画像サーバ内では，画像診断装置からの画像の収集，画像の圧縮，画像保存領域への記録，画像表示端末などへの画像転送や検索応答，情報のデータベースへの記録などのプログラムが稼動して，システムとして一連の流れを作っている．システムステータスの管理は画像サーバ内で各プログラムが正常に動作しているかどうかの確認である．

　DICOM規格では，画像収集はStorage Service Classが対応し，画像表示端末からの検索機能にはQuery and Retrieveが対応している．また，検査情報や患者基本情報の管理にデータベースが稼動している．例えば，画像収集プログラムが停止するとCT，MRなどの画像診断装置から画像を送信した場合に画像診断装置のコンソールにエラーが表示される．こうした状況を監視するためにサーバの稼動状況を常時監視すべきだが，これは現実的ではない．画像サーバには障害が発生した場合，特定の画像端末に障害を通知する機能を有するものがある．また，夜間・休日に発生したエラーは気づ

かれずに長時間放置される可能性もあり，日常の始業時点検にサーバ監視画面の確認を組み込む必要がある．さらに，日ごろから障害が発生したときに迅速に対応できる体制を整えておくことや，発生した状況(エラーメッセージ，発生時刻，発生場所)などを記録に残し，再発防止のための状況分析を行うことが重要である．

● 資源（データ領域）の管理

画像サーバ内のデータ記録領域は，データベース格納領域と画像格納領域に分けられる．各領域の記録容量は検査の種類とその画像発生量などをもとに計算され，設置時に設定される．設定に関しては，施設で発生する年間画像発生量と将来構想（画像診断装置の更新や増設）を加味して検討することが望ましい．通常は，サーバ導入時に画像保存可能（予測）容量を把握し，運用開始後に想定している範囲内の増加速度でデータ格納領域を消費することになる．そのため，新たな画像診断装置を追加した場合や更新した場合などにより画像発生枚数が飛躍的に増加することがあり，再評価が必要である．MDCT の画像発生量の増加がよい例である．経験的に，画像発生量は全画像発生容量の半分が CR 画像であった．しかし，MDCT の登場により，その画像発生量は CR 画像の発生量と同じくらいか，それを超える場合もある．したがって，MDCT で発生した画像をすべてサーバで保存するかどうかを院内で検討する必要がある．また，スライス厚の厚いもののみをサーバに保存するという考え方もある．最近はこうした状況に対応するため，スライス厚を見て保存するかどうかを自動的に判断するゲートウェイ装置も存在する．

最終的な画像格納領域に DVD ライブラリやテープなどの外部記憶装置を利用する場合には，画像サーバ内の画像データは外部記憶装置に転送され，転送済みの画像データはやがて画像格納領域から削除される．この仕組みには，転送対象となる画像の選択や画像サーバ内での削除時期などのルールを必要とし，運用が安定すると日々このルールにしたがって画像サーバ内の容量が推移する．外部記憶装置への転送に不具合が生じると画像サーバ内の画像データが削除されずに画像データ領域が不足して，やがて新規の画像データの収集ができなくなる．

資源管理については，定期的にデータ記録領域の消費量と増加速度，外部記憶媒体への保存量などを記録し，それぞれの値がサーバ導入時に想定した範囲内で推移しているか確認することが重要となる．

● サーバ室の管理

サーバ室に関して，空調環境，電源環境及びセキュリティを考慮する必要がある．一般的に画像サーバは区画された部屋に設置されることが多いが，空調設備は施設空調方式よりも単体で設置する独立空調方式が望ましい．特に，空調設備に関してはサーバ増設など室内の熱環境が変化するたびに見直す必要がある．病院は一般オフィスに比べ埃

が多く，また自動現像機などからのケミカル物質の浮遊などもあって，環境としてよいとはいえない．そのため，サーバ装置は空調設備の整った区画された部屋が望ましい．

次に電源については，導入時にサーバの電源容量を調べ，十分な電源容量が供給できるかどうかを確認する必要がある．将来の拡張も含めた電源容量の供給が望ましい．また，サーバは無停電電源装置(UPS：Uninterruptible Power Supply)を介して電源が供給される．無停電電源装置は瞬間停電時のサーバの安定稼動と停電時のシステムの安全な停止を行う役割を持っている．

最後にセキュリティについてである．サーバは鍵のかかる部屋あるいは暗証番号で入退室管理のできる部屋に設置することが必要である．また，サーバを守るという観点から耐震工事も必要かと思われる．

● 画像表示系(画像表示端末・画像表示モニタ)の管理

端末本体に関して，ウィルス対策は大きな問題となる．単なるPCではなくサーバに接続されているコンピュータであることを強く認識すべきである．日頃からセキュリティに関する教育や啓蒙，運用管理が必要と考える．具体的な項目として，感染した場合の対応方法や連絡体制を整えておく必要がある．ウィルス感染は感染源を特定するのが難しく，復旧にはOSの再インストール，アプリケーションのインストール作業がともない，台数が多いときには復旧に多くの時間が必要となる．そのため，ウィルス感染による復旧作業は通常の保守契約に含まれていないのが一般的である．したがって，ひとたび感染した場合，復旧に要する費用はかなりの負担になると思われるので，十分な注意が必要である．

次に，表示モニタの管理が重要となる．PACSの普及で画像をモニタに表示することが一般的になり，またMDCTの普及で1検査の画像発生量が増加し画像表示装置なしでは診断できない状況にある．このような状況から，急速にフィルム診断からモニタ診断に移行している．モニタ管理の詳細はすでに第4章で述べているが，モニタ管理に対する規制は今後厳しくなっていくであろう．

● 運用の管理

電子保存を認める通達「診療録等の電子媒体による保存について」では，運用管理規定が義務づけられているが，個人情報保護（プライバシー保護）やデータ改ざん防止の観点からも併せて倫理要綱を制定しておくことが望ましい．実施に関しては，運用管理規定が形骸化しないために，監視体制や規定そのものを定期的に見直し検討していくことが重要である．

●組織体制

　障害が発生した場合，迅速な復旧と被害の拡大防止が必要となるが，そのためには早期に障害を発見すること，早期に原因を特定することが重要である．画像診断機器と医用画像情報機器との大きな違いはその設定範囲の広さである．画像診断機器の大部分は装置単体の管理であるが，医用画像情報機器の場合は施設内に散在して稼動している画像サーバ，画像表示端末，画像発生系を管理しなければならない．ここで画像発生系が入るのは，画像がサーバに保管できなかった場合に画像サーバからエラーメッセージを返すため，画像サーバ内でのトラブルを発見できるきっかけとなることが多いからである．また，画像表示端末上に表示されたエラーは診療放射線技師だけでなく放射線科医師，診療科医師も第一発見者になる．よって障害を発見したときの報告体制（管理体制）の確立とその周知徹底が必要となる．個人ではなく組織としての管理体制が重要である．

●運用管理規定

　電子保存を行うにあたり，運用管理規定（H 11.4.22厚生省通達）の策定は必須である．なお，運用管理規定は「法令に保存義務が規定されている診療録及び診療諸記録の電子媒体による保存に関するガイドラインなどについて」（財団法人医療情報システム開発センター）の中に例が示してあるので参考にしていただきたい．運用管理規定には，法律で規定されている事項のほか，メーカーサイドへの緊急連絡先と連絡方法なども記載しておくとよい．また，可能であれば施設とメーカーサイドによる定期的な報告会議の開催や保守などについても規定しておくことが望ましい．特にマルチベンダー方式で構築する場合は，事前に各ベンダーの責任分担をしておき運用管理規定などに記録しておくことが重要である．

●適正な運用管理を行うための施設標準

　診療放射線技師は，画像情報をフィルムという媒体を用いて診療の場に提供してきた．フィルムの利点は，画像作成者（撮影技師）が診療の場と同じ環境で画像をチェックできることにある．この点は今後の医用画像情報システムにおいても十分に考慮されなければならない．

　運用管理者は，フィルムでの検像業務をどの時点で行うのか施設標準として明確にしておかなければならない．また大量の画像データを扱うCT検査の場合，画像サーバで管理する画像を施設標準として明確化しておく必要がある．これらの施設標準は適正な運用管理を行うためにも必要な事項であり，前述の画像発生系での誤った画像情報に対する取扱い方法もこれに該当する．画像サーバに登録された誤った画像情報に対しては，診療の場で混乱を招かないように迅速な対処が必要である．その対処法として，報告手順・操作方法・記録方法・記録様式などの施設標準として明確化する必要がある．

ここでの留意点として，情報に対する修正と改ざんに関して，システム的な要件と運用的要件を十分に検討する必要がある．

　先述した運用管理規定を作成するに当たっては，各施設で運用上の混乱を招く恐れのある事項について積極的に標準化を行い規定に盛り込んでいくことが重要である．なお，上記の施設標準は一例であり，施設によっては該当しない場合もあるので留意されたい．

システム管理者

　システムに発生した障害の原因を早期に特定するにはネットワークに関する基礎知識が必要とされる．障害の原因が常に画像サーバ内にあるとは限らず，画像サーバと画像表示系を結ぶHUBなどのネットワーク機器や，LANケーブルなどの障害の可能性もある．運用管理していくためには障害箇所を切り分けていく最低限の能力が必要である．

　システムの規模が大きくなるにつれて利用者も増える．画像の院内配信を行っている場合，医師だけでなく看護師や理学療法士などのコメディカルスタッフもその利用者に含まれるであろう．システム管理者には，日々の運用管理だけでなく，院内スタッフに対する操作教育の立案やその実施を任される可能性もある．理想的には，システム管理者の下に複数の管理担当者を置いて対応すべきである．そのためには，管理担当者の育成が必要である．日常の業務を抱えた状況での担当者の育成には，システム管理者のリーダーシップと職場の協力が必要不可欠である．また，診療科によっては画像表示用の高精細モニタが外来診察室や病棟の一角に設置される場合があり，その管理には外来診察室や病棟スタッフの協力が必要となるであろう．システム管理者がこれらを円滑に行うには，機器などのハード面の知識だけでなく，マネージメント能力やコミュニケーション能力が必要とされるであろう．

システム構築

　医用画像情報システム構築を円滑に進めるには，はじめに十分な調査が必要である．調査は関係する部署との調整を行いながら進める．特にHISとの連携は病院全体の運用にかかわるので調整には時間がかかる場合もある．この調査結果をもとに分析を行う．つまりどこに何がどれだけ必要なのか？　そしてそれらの情報をどのように管理するのかなども決めていく．また，このときに個々の項目に優先順位をつけておくとよい．例えば，最も優先順位が高いのは画像サーバの容量，次に読影室の高精細モニタの設置台数などである．そして最後に部門として最終的な要求仕様ができ上がる．これを図5-9にまとめた．

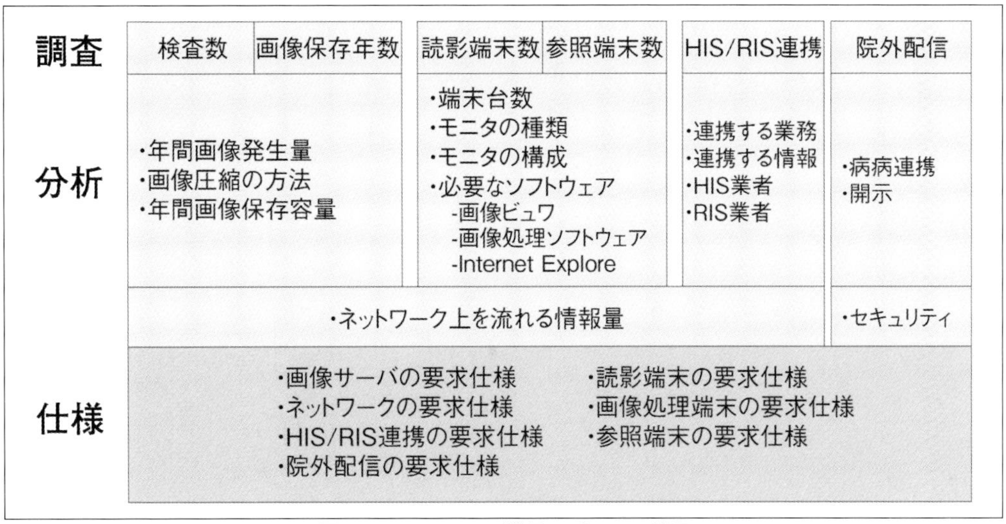

調査	検査数	画像保存年数	読影端末数	参照端末数	HIS/RIS連携	院外配信
分析	・年間画像発生量 ・画像圧縮の方法 ・年間画像保存容量		・端末台数 ・モニタの種類 ・モニタの構成 ・必要なソフトウェア 　-画像ビュワ 　-画像処理ソフトウェア 　-Internet Explore		・連携する業務 ・連携する情報 ・HIS業者 ・RIS業者	・病病連携 ・開示
	・ネットワーク上を流れる情報量					・セキュリティ
仕様	・画像サーバの要求仕様　　　・読影端末の要求仕様 ・ネットワークの要求仕様　　・画像処理端末の要求仕様 ・HIS/RIS連携の要求仕様　　・参照端末の要求仕様 ・院外配信の要求仕様					

図 5-9　システム導入のための項目

　要求仕様を各システム構築業者に提示し，次に提案と見積もりを受けて検討を加えていく．もし，予算をオーバーしていれば，先の分析に戻り，優先度を考慮しながら再検討していく．ここで，仕様に含まれなかった要望については将来の対応事項として扱うが，その実現方法や時期などについて検討しておかなければならない．また，提案に最新技術が含まれている場合は，その技術が必ずしも安定運用につながるとは限らないことを念頭に置くべきである．特に稼動実績がない場合には，将来的には対応事項にするのかどうかも含めて慎重に検討しなければならない．

　システムを構築するに当たっては，こうした一連の作業をプロジェクトチームで，調査分析をしていく方法が望ましい．最終的には，このプロジェクトチームの中からシステム管理を行える人材も生まれてくるであろう．

まとめ　システム構築は導入がすべての終わりではない．毎日の運用管理業務，新人へのシステム教育やシステム障害時の対応など，さまざまな業務が山ほど出てくる．また，数年先を見越した予算要求や機器の進歩によりシステム更新時に対応できる項目の整理作業なども発生するだろう．こうした業務に日々対応していく上でも本書を役立ててほしい．

参考文献

1) 財団法人マルチメディア振興センター：Linux によるインターネット利用環境の構築．ネットワーク技術動向研究会．
2) http://www.medis.or.jp/2_kaihatu/denshi/file/kaisetu_9910.pdf
   厚生省健康政策局研究開発振興課医療技術情報推進室：診療録等の電子媒体による保存に関する解説書（PDF 版），財団法人医療情報システム開発センター．
3) 厚生省健康政策局研究開発振興課医療技術情報推進室：診療録等の電子媒体による保存に関する解説書（PDF 版），財団法人医療情報システム開発センター．
4) 日本医療情報学会：医療情報．情報処理技術（編），篠原出版新社，2004．
5) 日本医療情報学会：医療情報．医療情報システム（編），篠原出版新社，2004．

第6章　放射線情報システム

はじめに
RISの情報
RISの機能
RISの構築に当たって
まとめ

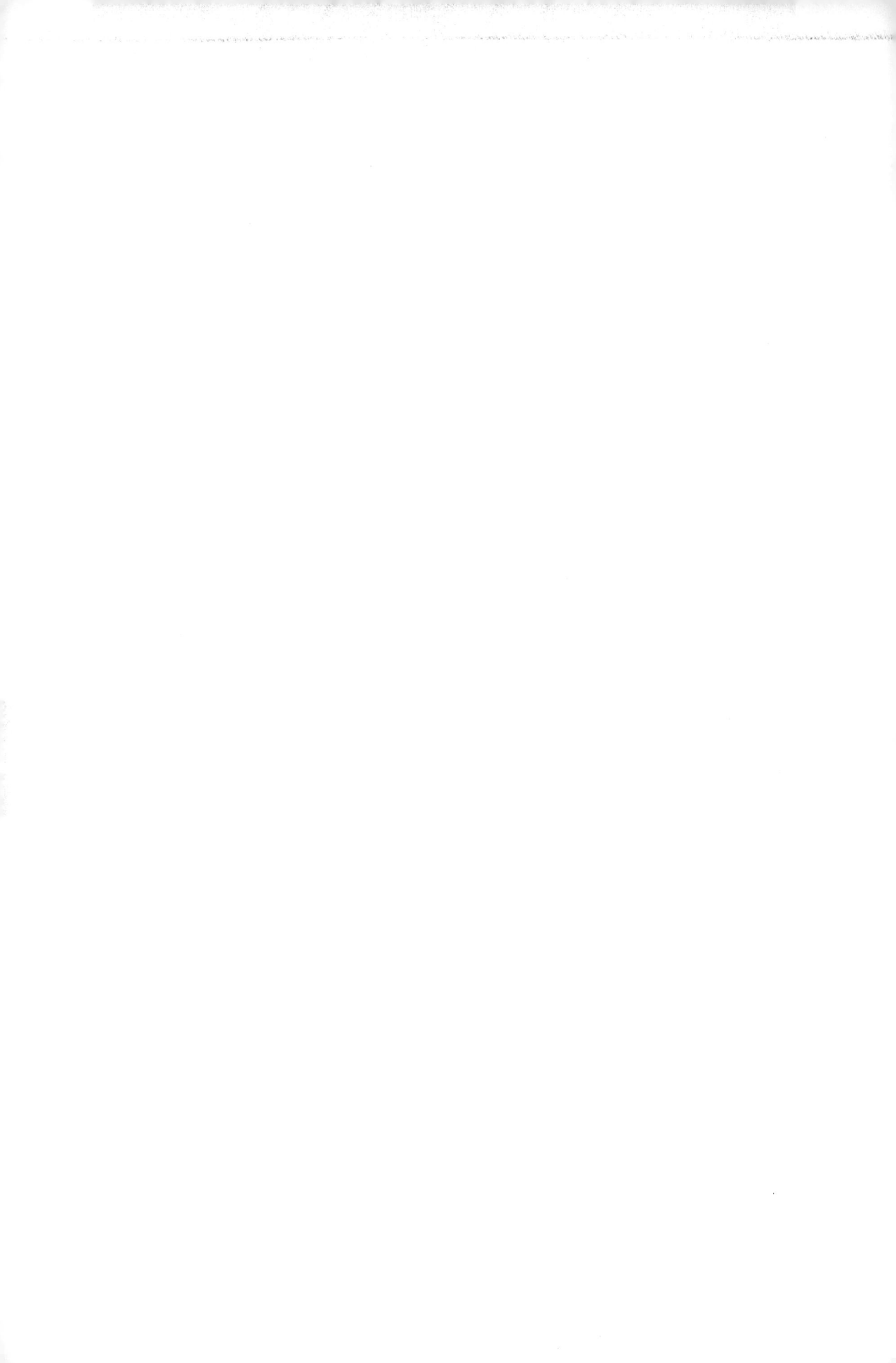

第 6 章
放射線情報システム(RIS)

はじめに　RIS は Radiology Information System の略であり，放射線部門の業務を円滑かつ効率的に運用・管理することを目的としたシステムである．多くは，病院情報システムにおける部門システムの一つとして同時に構築されることが多いが，病院情報システムとは無関係に，PACS の構築や画像診断装置の更新時に合わせてシステム構築される場合もある．また，メーカーに頼らず市販ソフトを利用し個人で構築し運用する場合もある．

電子運用の最大のメリットは業務の効率化である．紙運用での情報が電子化されることにより，情報伝達や集計業務が大幅に効率化される．また，情報の共有を推進することで部門内の連携が図れる．さらに，導入効果を上げるには利用者を増やすことである．RIS は診療放射線技師支援システムではなく，放射線情報システムである．構築時に放射線科配属の看護師や放射線科医師の要望も取入れておくことが重要である．

RIS の情報

RIS で扱う情報には，患者基本情報とオーダー情報がある．オーダー情報は医師の指示を電子化したものであり運用上の取扱いには注意を要する．

患者基本情報

患者基本情報は，運用面での混乱を防ぐためにも一人の患者に一つの ID で構成されるべきである．ID に含まれる基本情報としては氏名（漢字・カナ・ローマ字）・性別・生年月日などがある．特に氏名は婚姻などにより変わる可能性があるので変更履歴の管理が重要となる．氏名の中のローマ字表記について考えてみる．HIS(病院情報システム：Hospital Information System) の中での表示は漢字や仮名が一般的であり，ローマ字での表記を見る機会は少ない．患者基本情報登録時にも，漢字名及び仮名名での登録が一般的である．しかし，放射線部門，特に PACS(DICOM)は，ローマ字のみの対応の場合があり，HIS で入力されていないローマ字は，仮名を変換して取得することになる．仮名から変換して取得したローマ字は，SHI と SI，CHI と TI，TSU と TU などが混在する場合があるので，変換手法を統一しておく必要がある．画像診断装置と

RISがMWMで連携がとれている場合でも，その連携にトラブルが生じれば患者情報はキーボードからの手入力となる．

患者基本情報を補足する情報として，身長・体重，感染症，院内所在情報などがあるが，これらは常に最新の情報が表示されなければ，トラブル発生の要因となる．よってRISの構築時には，HISなど他のシステムとの情報の共有化を図るべきである．また，住所や保険情報などは，業務上の必要性は少ないものの，統計情報に反映するにより経営支援的要素が高い統計情報を作成することができる．

運用上必須の情報としては，「目が不自由である」「耳が不自由である」「胸部撮影時は半切横使用」など患者本人に付随する内容や次回以降の撮影に対する申し送り事項などの情報がある．これらの情報は，メモ機能などで文字列情報として対応しておくことにより一時的な感染症情報なども扱え，業務の利便性と効率化が図れる．

オーダー情報

一般的には，1オーダー単位ごとに重複しないオーダー番号を割り当てて管理をする．ここで，オーダー番号をRISの中での照射録番号と置き換えると理解しやすい．従来から，オーダー番号はHISなど他システムとの連携に利用されていたが，DICOM連携においてもアクセッション番号として利用されている．

オーダー情報は，検査名称・検査部位，撮影方向，撮影手技（方法），撮影室，撮影条件，使用材料などで構成され，各々の項目ごとにマスタ管理されていることが多い．HISや医事会計システムとの連携にもこのマスタが利用される場合がある．マスタ項目の中で検査名称・検査部位，撮影方向，撮影手技（方法）などの項目の意味づけは，施設の運用や施設で求められる統計情報の違いによって，まちまちであるのが現状である．

一方，撮影条件・使用材料などは検査部位，撮影方向，撮影手技（方法），撮影室の組み合わせによってデフォルト化される傾向にある．画像診断装置がMPPSに対応している場合は，撮影条件などの情報が検査終了後に装置から返信され，RISに取込むことができる．これらによって，照射録用データ，医事会計送信用データの正確性が高まるのである．

マスタ項目として検査依頼目的は対応しにくい．これは，HISで入力された文字情報をテキストとして伝達するか，依頼用紙に記入された情報をスキャナで取込む運用が一般的となっている．

また，RIS単独のシステムの場合は，依頼用紙に記載されている内容から必要な情報のみを抜粋して入力するほうがよい．入力する情報は，医療及び経営的な観点から統計情報として何を出力したいかを十分考慮する必要がある．ここで，少ない入力作業にお

いていかに深い情報を得るかには，十分な検討とセンスが必要とされる．

検査予約情報

HISと連携している場合には，HISから予約オーダーが送信されてくる．この方式は，オープン予約と呼ばれHISでの診察予約の方法を応用している場合が多い．そのため，検査ごとの所要時間を加味した予約時間の設定など，詳細な予約枠管理には不向きとされることが多かった．しかし患者に対するその他の予約状況がわかるとともに，その検査の混み具合がわかるというメリットがある．また，装置の高速化にともない詳細な予約枠設定が不要となってきていることもあり，現在では主流となっている．ただし，装置のメンテナンスや更新による予約枠止めなど，運用面での注意が必要であり，予約枠管理の担当者は決めておくべきである．

RIS単体のシステムで検査予約を行う場合は，入力時の誤入力と検査依頼医師への予約日時の連絡方法が問題となる．前者に対しては，入力項目の簡素化などのシステム的な検討が必要で，後者に対しては運用を含めた検討が必要である．

検査予約に関しては，異なる医師による検査の重複依頼や消化管検査後のCT検査などが検査当日に発覚しないように，システム及び運用の検討を十分にしておかなければならない．

実施情報

実施情報は主に，医事会計システムへの通信・照射録の作成・統計データの作成に利用される．実施情報の作成行為は，その確定ボタンを押すことで医事会計システムに会計情報が送信されるため「実施入力」と呼ばれることが多い．また，検査終了後に撮影条件などを実際の値に修正し，使用薬剤やフィルムなどの医療材料の使用量を入力するために「オーダー編集作業」とも呼ばれる．RISと画像診断装置がMPPSで連携している場合は撮影条件など自動化される項目もある．

RISの機能

RISは放射線部門で運用上必要な情報を入力(登録)し，さまざまな形態で出力するシステムといえる．サーバでは，入力された情報をデータベースに登録し管理を行なっている．RISに必要とされる最低限の機能は，入力機能，保存機能，検索機能，出力機能である．保存・検索機能については，データベース管理ソフトに依存するところが大きい．ここでは，データ入力とデータ出力における注意点などについて説明する．

データの入力

　RISは多くの場合，上位にある病院情報システム(HIS：Hospital Information System) と連携することにより，それらから患者基本情報やオーダー情報を適時取り込むことができる．RIS単独のシステムでは患者基本情報・オーダー情報をRISから入力することになる．この場合，患者基本情報は診察券などのIDカード情報を利用すると入力ミスを防ぐことができる．しかし，オーダー情報については手入力となるので入力者の慣れが必要となってくる．また，HISと連携している場合においても，HISが夜間に停止するシステムであれば，その時間帯はRIS単独のシステムと同様の運用となる．したがって，RISへのオーダー入力手順はシンプルな方が望ましい．

　RISでのオーダー入力に際し注意すべき点がある．本来，オーダーはHISで医師が発生させるものであり，HISとの連携においても，HISで医師が発行したオーダーをRISに取込んでいるのである．したがって，いかなる場合においても，RISでのオーダー入力には撮影依頼用紙が必要である．前述のHISが夜間に停止する場合も，撮影依頼用紙が必要である．同様に，撮影部位の追加や左右の修正の場合も医師の再オーダーが必要となる．ただし，撮影に急を要する場合やHISがシステムダウンする場合を想定し，緊急避難的措置として事後オーダーや済みオーダーによる対応やその場合の履歴管理の方法について院内で検討しておかなければならない．

データの出力

●モニタへの出力（データ表示機能，データ検索機能）

　操作室では，オーダーをモニタに画面に表示して業務を支援する．依頼用紙を電子化したことによりさまざまなメリットが生まれた．一例を挙げてみる．

> **検索一覧表示**
>
> 　RISの中には，オーダーの検索一覧表示の画面がある．通常の画面表示は，撮影室区分（各撮影室ならびに同じ目的の撮影室をグループ化した撮影ゾーン）とオーダー区分（未受付・受付済・実施済などそのオーダーの状態を表す区分）と入外区分（入院か外来といった患者の所在を表わす区分）などを自由に組み合わせて表示することができる．さらに，受付順・病棟順・依頼科順・ID順などのソート機能が付加されているシステムが多い．たとえば始業時に，未受付オーダーのみを表示させることで，1日の業務量を把握することができる．また業務中は，受付済オーダーのみ画面に表示させる設定にすることで待ち患者の人数を把握できる．運用によっては患者に待ち時間を知らせることも可能であろう．その他に，未受付オーダーのうち入院患者のみを病棟別に表示することにより，患者呼び出しなどに利用

できる．また，同日に別検査が予定されている患者のオーダー欄の色を変えるとか，「午前中に」「午後から」「処置後に」「至急で」などのコメント情報をわかりやすく表示することによりスタッフのみならず患者から見ても安全で効率的なシステムとなるであろう．

> **関連情報の表示**
>
> 紙ベースの運用に対し，過去の情報がすみやかに表示できるため，検査の質および効率が飛躍的に向上する．RIS で管理している過去の撮影実施情報だけでなく，HIS からは他部門のオーダー情報が，PACS からは過去の撮影画像が，レポートシステムからは過去の所見情報が参照できるため他システムとの連携は重要である．特に，RIS 端末にて過去画像が参照できると，撮影に携わる放射線技師，医師に対するメリットだけでなく，フィルム搬送業務の解消とフィルム移動による情報の空白タイムを防ぐ効果がある．ここで，情報の空白タイムとは主治医が病棟でフィルムを見たいときに，フィルムが放射線部にある状況である．付け加えると，現在，PACS が導入されているが RIS との連携まで含まれていない施設でも，画像参照端末を設置することで同様の効果が期待できる．

● 画像診断装置への出力（データ転送機能，MWM/MPPS サポート機能）

最近の画像診断装置及び RIS は MWM，MPPS 機能をサポートしている．しかし，画像診断装置全体で見るとまだまだ普及しているとはいえない．RIS も同様である．特に，現在使用している RIS が MWM，MPPS 機能をサポートしていない状況で，画像診断装置を更新する場合は，RIS にその機能が追加できるかを含めて検討することを勧める．

● 医事会計システムへの出力（データ転送機能，会計情報抽出機能）

医事会計システムは，保険請求（レセプト請求）など医療施設の医療収益を扱うシステムである．保険請求区分は医科レセプトと歯科レセプトに大別され，各々外来と入院とに区分される．最低限，実施情報が医事会計システムの各々の区分で，どのように展開されるのか調査しておく必要がある．特に，諸事情により再度実施情報を会計システムに送信する場合，1．外来患者でその再送信のタイミングが会計システムへの取込み後であるか否か，2．入院患者で当日に再送信する場合，3．入院患者で翌日に再送信する場合など，日常的に起こり得るケースを想定したテストが必要である．また，CT 検査と MR 検査を同日に実施した場合に，主たる検査が保険請求されているかどうかなども調査しておくことが必要である．RIS のマスタに新規の検査や医療材料を追加した場合も医事会計システムとの連携テストが必要となる．これは，連携テストを済ませた

第6章 放射線情報システム（RIS）

上で使用を開始しないと請求漏れの原因となる恐れがあるためである．

連携テストとともに重要なのが，紙によるコスト伝票の作成である．これは，RIS及びHISのいずれかにトラブルが発生した場合に必要になる．また，コスト伝票については定期的に見直すことも忘れてはならない．

●照射録（照射録作成機能，印刷機能）

ここでは実施情報を照射録として使用するときの注意点について記す．まず，照射録として必要な撮影装置，撮影条件，撮影技師名，依頼医師名などの項目が網羅されているか確認する．ここで，一般撮影室に歯科撮影装置などを併設している場合は，1室であっても便宜的に各々の撮影装置（エックス線発生装置）が区別できなければならない．次にこれらが，1ばく射ごとに区分できているか確認する．

また，検討課題としては，情報の正確性の担保，再撮影，被ばく線量の3点が考えられる．病室撮影など装置から実情報を受け取れない場合は，これらを手入力で変更しなければ，デフォルトで設定してある撮影条件のままの情報であり，正確とはいえない．撮影技師には，RISで照射録を作成しているという認識が必要である．次に，再撮影のデータは照射録に反映しなければならないが，医事会計システムには送信しないような工夫が必要となる．被ばく線量の表示は，今後避けては通れない問題である．

●統計データ（統計データ作成機能，印刷機能）

RISのパッケージ(標準仕様)には，簡単な日報や月報のような集計機能が含まれている．これにより，検査室ごと及び技師ごとの業務量，診療科ごと及び医師ごとの検査依頼状況などの把握も可能である．また，RISで受付をした時間データと撮影技師が実施入力をした時間データから，放射線部での検査の待ち時間が把握でき，同様に予約検査では検査依頼日と検査実施日のデータから，平均的な検査予約待ち状況などを把握することが可能となる．このように詳細な項目で集計を行うことで，検査効率向上のための資料や人材の再配置，あるいは患者サービスの向上につながる集計データを得ることが可能になる．また，予約検査の効率化を検討して，病院収益を上げるための基礎資料を作成することも可能になる．さらに，装置更新計画策定時など，ピンポイントに情報を抜き出し集計を取りたい場合がある．この場合，すべてのデータの中から，任意の期間，任意のデータ項目を組み合わせて抽出できる機能があれば便利である．

収入や収益，科別の損益分岐点の指標を出すものとして病院経営管理システムがある．これは，医事会計情報や物流システム情報，各部門の稼動情報，人事情報（給与，勤務時間）などの情報を基にDWH（Data Ware House）を構築し，疾病ごとの原価計算や科別損益分岐点などの計算を行うシステムで，医療制度改革の中で必須のものとなりつつある．

また，これらの資料は実施情報に基づいて作成されるため，入力の正確さが情報の正

確さを左右することも忘れてはならない．

RIS の構築に当たって

　基本的には，HIS-RIS は同時に構築する方が連携上は望ましい．HIS の更新時には RIS の更新も視野に入れるべきである．

マスタの作成

　HIS との連携を前提に RIS を導入するに当たって，検査のマスタを統一して考える必要がある．HIS 側では放射線検査オーダーだけではなく生理検査，投薬や食事などのオーダーも管理している．病院全体のシステムを上手く稼動させるためには，HIS の仕様も把握した上で，RIS のマスタをどのように構成すべきかを検討する必要がある．

　検査マスタの作成は RIS 構築の中でもっとも重要な作業である．これまでの検査種をすべて見直し，列挙して，HIS のオーダーとの対応を調整しなければならない．この作業の進捗状況が RIS 構築作業の全体の進捗を支配する場合もあるので，注意が必要である．今後，RIS のマスタを作成する場合には，JJ 1017 指針を参考にするとよい．

　運用が始まると，構築時には想定していなかった局面にしばしば遭遇する．このとき，諸問題を解決する方法がマスタの追加や修正などで対応できる範囲なのかは RIS 構築担当者でないと判断できない場合が多い．RIS は HIS の一部門システムという認識の上で，HIS の担当者と構築時のみならず運用開始後の対応についても，十分な打ち合わせが必要である．

情報の流れ

　RIS 導入に当たって留意することがある．先にも述べたが，RIS は HIS の部門システムである．両システム間での情報のやり取りが発生するが，ここでは情報の流れをシンプルに設計することが重要である．オーダー情報は HIS で発生し，修正や変更があった場合も HIS から情報が流れてくるように一方向の流れを作ることである．また，実施情報を返す場合も RIS から HIS へ一方向の流れを作ることである．ただし，実情にそぐわない場合もある．例えば，胸部単純立位 PA 撮影のオーダーで患者が立位になれなかった場合である．このようなときには，一般的には医師に連絡し，座位 AP 撮影もしくは臥位 AP 撮影にて対応するであろう．HIS から発行される修正オーダーを待って撮影するよりも，撮影後に RIS でオーダーを変更し，その結果を HIS に返す方が運用上はスムーズであるが，オーダーの発行権限およびその修正権限は医師にあるため，修正オーダーの発行を待たなければならない．この問題に対し，先にも述べた緊

急避難的措置として事後オーダー,及びその履歴管理による対応が考えられるが,運用と法律の両面において各医療施設が自己責任において熟考することを勧める.

また,一度構築した情報の流れを確認するには,新任医師に対するオリエンテーションは必要不可欠である.一般的に,医師は複数の医療機関をローテーションで経験していく.各施設における微妙な検査名の違いやオーダー発行方法の違いなどオリエンテーションを通じて説明しておくとよい.

通信プロトコル(インターフェース)

RIS構築に当たってHISとのインターフェース仕様にはメーカー独自仕様のものが多く見受けられる.情報の通信の規格としてHL7(Health Level 7)があり,日本画像医療システム工業会(JIRA)で推進しているIHE-J(Integrating the Healthcare Enterprise-Japan)では,DICOM規格とともにHL7の適用ガイドラインを検討している.インターフェースがメーカー独自仕様の場合,将来のシステム更新時や追加システムが発生したときに,この独自仕様のために新たにインターフェース部分を作成しなければならないことになる.つまり,新たにインターフェース作成の費用が発生するのである.こうした無駄を省くためにIHE-Jにのっとって構築することが今後,重要になる.このようにシステム構築の際には,将来の拡張に対しどのような対応が取れるのか,インターフェース仕様がどのようになっているのかを確認する必要がある.

まとめ

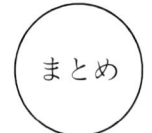

RISは診療放射線技師にとって非常に有用な部門システムであるが,その定義やシステム範囲も不明確なのが現状である.部門での有用性は,いかに業務の効率化が図れたかで評価できる.しかし,院内での有用性は病院情報システムに対しいかに有用な情報を返すか,いかに患者サービスや医療の質の確保に貢献できるかで評価されるであろう.PACSは画像の院内配信が可能になったことにより,放射線科の部門PACSから,院内で利用される病院全体のシステムとして位置づけられる.もはや,Mini-PACSという言葉は聞かれなくなった.一方,RISはどうであろうか.単に患者情報を装置に送る,会計情報を医事システムに送る,統計表を出力するといった診療放射線技師の道具の域を超えていないと思われる.高額な費用を費やして,単に紙をシステムに置き換えただけではいけないのではないだろうか.

最近では,RISに検像機能を組み込んだシステムも出てきた.面積線量計から被ばく線量を取込む施設もある.PACSとの連携により検査開始前の過去画像表示も容易になってきた.今後は,画像診断装置にRISの機能が取込まれる可能性もある.これらが,RISの今後の発展の鍵を握るであろう.

参考文献

1) 奥田保男：画像管理の立場から医療被ばくを考察する．JART（別冊）医療被ばく特集号，日本放射線技師会，65-96，2004．
2) 日本画像医療システム工業会（JIRA），保健医療福祉情報システム工業会（JAHIS）：JJ 1017 指針．HIS-RIS-モダリティ間予約，会計，照射録情報連携指針 Ver.2.0．

第7章　情報セキュリティ

はじめに
情報セキュリティ
個人情報の保護

第 7 章
情報セキュリティ

はじめに コンピュータ，インターネットの急速な普及，そして電子政府実現に関連する法規の整備等を背景に，医療機関ではPACS，電子カルテシステム，オーダリングシステム，RIS，HISなどが急速に進展している．しかしながら，これらのシステムは，地震，落雷や事故などの予期しない停電によるシステムの停止や，画像サーバ情報の破壊，画像情報の消失，また情報漏えい，ウィルス攻撃などで，診療機能の停止など大きな被害・損害を受けることになる．これらの脅威から情報（資産）を守るために情報セキュリティがある．情報セキュリティを達成するためには，どのような情報（資産）を，どのような脅威から，どのように保護していくかの対策を講じていく必要性がある．情報（資産）の分類を行い，その情報（資産）を明らかにし，その明らかにした情報（資産）に対する脅威，ぜい弱性があるのかを検討し，情報（資産）が攻撃を受けた場合の損失や影響を提示し，それらをどのように保護するのかを明確にする必要がある．このための代表的なツールとして，情報セキュリティマネジメントシステム（ISMS）認証基準がある．本章では，情報セキュリティについての概略を紹介するとともに，技術面および人間の管理・運用面の総合的なセキュリティ対策を実現するためのツールであるISMSなどの紹介もする．

次に，2005年4月1日より全面施行されることとなった「個人情報の保護に関する法律」（以下，個人情報保護法）により，情報の1つの要素である個人情報は，情報セキュリティの大きな対策要素となった．このため厚生労働省が2004年12月24日に公表した「医療・介護関係事業者における個人情報の適切な取扱いのためのガイドライン[1]」を遵守し運用しなければならない．本稿では，個人情報保護のために「個人情報」や「個人情報保護法」，「医療・介護関係事業者における個人情報の適切な取扱いのためのガイドライン」の概要を説明する．また個人情報の適切な保護のための体制を整備するためのツールとしての「JISQ 15001（個人情報保護に関するコンプライアンス・プログラムの要求事項）[2]」などの紹介もする．そして医用画像情報の適正な取扱いを推進し，個人情報を安全に保護し運用することを望む．

医用画像情報管理において，本章を足がかりとして24時間安全で，安定な稼動維持を確保することがより効果的に達成できることを期待する．

情報セキュリティ

情報セキュリティ

　情報セキュリティとは，情報（資産）を脅威から保護することとされている．情報はデータに意味が加わり情報となる．すなわちデータそのものは意味を持たないが，意味を持ってはじめて情報となる．また，情報の価値や重要性の度合いは，同じデータでも，情報の持つ意味，その情報を保有する者の価値観，情報取扱い機関等で異なることになる（図7-1）．企業経営の要素として「人・もの・金」の3つの保護の重要性が認識されてきたが，現在の情報化社会の中で，情報もその中の一つとして保護の重要性が認識されてきている．

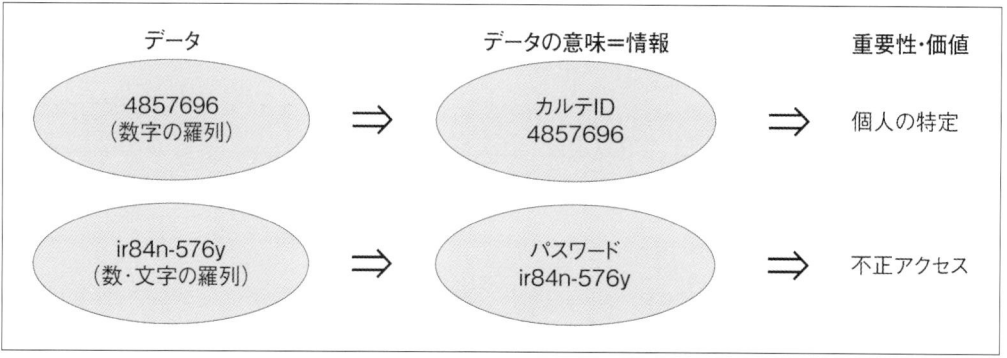

図7-1　データと情報の違い

　この情報は，個人情報（医療の場合は患者情報，職員情報など），資産情報，経理情報，物流情報，生産情報などが，紙に記載・印刷されたもの，パソコンやCDなど電子的に保存されたもの，画像・映像など，さまざまに散在している．会話も情報として伝達される．放射線科での情報としては，紙に記載・印刷された照射録，撮影記録台帳，画像診断記録，定期整備記録，線量測定記録，仕様書など，また撮影装置に保存される画像やCD，MO，PACSなどへ保存された画像・映像などがある．

　JIS X 5080：2002[3]では，情報セキュリティについて「事業継続を確実にすること，事業損害を最小限にすること，並びに投資に対する見返り及び事業機会を，最大限にすることを目的として，情報セキュリティは，広範囲にわたる脅威から情報を保護する」と記述されている．また「情報は，他の重要な事業資産と同様に，組織にとって価値がある資産であり，したがって，適切に保護する必要がある」と記されている．JIS X 5080：2002[3]ではこの情報システムに関連した資産の例として，

a) **情報資産**：データベース，システムに関する文書，記録保管された情報など
b) **ソフトウェア資産**：業務用ソフトウェア，システムソフトウェアなど

c) **物理的資産**：コンピュータ装置，磁気媒体，什器など

d) **サービス**：通信サービスなど

に分けて示している（医療機関向け ISMS ユーザーズガイドでは，人（知識）が追加されている）．

●**情報セキュリティを確保するために守るべきもの**

情報セキュリティを確保するには，医療機関が保有する情報資産をさまざまな脅威から守らなければならない．一般的な医療機関が保有する情報資産の例として**表 7-1**が挙げられる．

情報セキュリティとは，情報を取扱う機関における情報資産に対する**機密性(Confidentiality)，完全性(Integrity)，可用性(Availability)** を確保することである．医療機関における情報セキュリティでは，医療機関における情報資産に対する機密性，完全性，可用性を確保することになる．このために医療機関において情報セキュリティを達成するためには，どのような情報（資産）を，どのような脅威から，どのように保護していくかの対策を講じていく必要性がある．情報（資産）の分類を行い，その情報（資産）を明らかにし，明らかにした情報（資産）に対する脅威，ぜい弱性があるのかを検討し，情報（資産）が攻撃を受けた場合の損失や影響を明らかにし，それらをどのように保護するのかを明確にする必要がある．

このための対策として，人的セキュリティ対策，物理的および環境的セキュリティ対策，技術的セキュリティ対策が考えられるが，これらの対策のためには，経済的側面や人的要員の必要性もあり，経営者をトップマネジメントとしマネジメントシステムとして運用することが必要となる．

このための代表的なツールとして，**ISMS（情報セキュリティマネジメントシステム）認証基準（JIP-ISMS 100），BS 7799-2（British Standard Part-2）**[6] 認証基準が

表 7-1 情報資産の例

情報資産区分	情報資産の例
情報	コンピュータシステム内の患者情報，診療情報など
	紙カルテ，依頼伝票，紹介状などに記載された患者情報など
ソフトウェア資産	業務アプリケーション，システムプログラムなど
物理的資産	コンピュータ装置：コンピュータ，プリンタなど
	記憶媒体：MO，磁気テープなど
	通信設備：ネットワーク，電話，通信回路など
	電気設備：電源ケーブル，発電機，CVCF など
サービス	環境：マシンルーム，建物全体，耐震災設備など
人（知識）	知識としての診療情報，業務ノウハウ，パスワードなど

（JIPDEC 医療機関向け ISMS ユーザーズガイドより）

ある.そしてそのためのガイドラインとして,JIS X 5080[3],ISO/IEC 17799[10],BS 7799-1[10],ISO/IEC TR 13335[5],TR X 0036(JIS)[5],DISC PD 3000 シリーズ[7]などがある.

● 情報セキュリティの CIA

ISMS 適合性評価制度では,「機密性」「完全性」「可用性」を情報セキュリティの3要素(図 7-2)として維持することとしている.この機密性とは,アクセスを認可された者だけが,情報にアクセスできることを確実にすること.完全性とは,情報及び処理方法が正確であること及び完全であることを保護すること.可用性とは,認可された利用者が,必要なときに,情報および関連する資産にアクセスできることである.これらの頭文字を取って情報セキュリティの CIA といわれている.

情報セキュリティ	
情報の機密性,完全性及び可用性の維持	
機密性	アクセスを認可された者だけが,情報にアクセスできることを確実にすること
完全性	情報および処理方法が正確であること及び完全であることを保護すること
可用性	認可された利用者が,必要なときに,情報及び関連する資産にアクセスできること

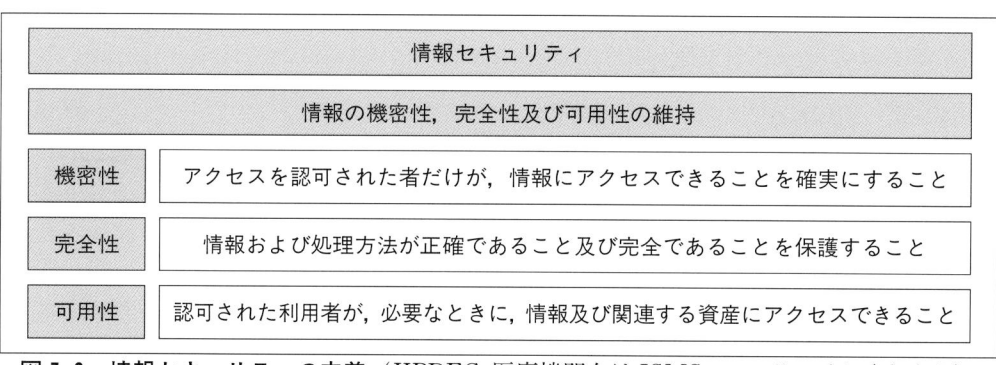

図 7-2 情報セキュリティの定義(JIPDEC 医療機関向け ISMS ユーザーズガイドより)

● 情報セキュリティの脅威

TRX 0036-3[5]によれば,情報セキュリティの脅威を,故意による脅威(Deliberate),偶発的脅威(Accidental),環境による脅威(Environmental)の3つに分類している(表 7-2).また故意による脅威と偶発的脅威は,人によって発生する行為であり,人為的脅威になる.

「財団法人日本情報処理開発協会(JIPDEC)医療機関向け ISMS ユーザーズガイド」[4]によれば,脅威とはリスクが発生する要因をいい,より厳密にいえば,「情報資産や組織に損失や損害をもたらす不測の事態の潜在的な要因」のことであるとしている.

故意による脅威は,人間の意図的行為による,不正アクセス・情報改ざん・盗聴・盗難・サイバーテロなどによることである.偶発的脅威は,入力ミス・設定ミス,誤動作,データ削除などによることである.環境的脅威は,地震・洪水・火災・落雷・静電気・ほこりなどによることである.これらの脅威は,その組織の情報システムのもつ弱点である"ぜい弱性"を利用して,また偶発的に発生する.

表 7-2 脅威の分類

```
脅威 ┬ 人為的脅威 ┬ 故意による脅威（不正アクセス・情報改ざん・盗聴・盗難など）
     │           └ 偶発的脅威 ┬ 故障：ハードウェア障害，回線障害など
     │                        └ 過失：入力ミス・設定ミス・データ削除など
     └ 環境による脅威（地震・洪水・火災・落雷・静電気・ほこりなど）
```

●ぜい弱性

"ぜい弱性"とは，意図的な脅威，偶発的脅威，環境による脅威を引き起こす原因となっている弱点やセキュリティーホールのことである．

落雷，あるいは人為的な行為による停電，その他の電源異常の場合，この突然の停電に対する"ぜい弱性"を，どの範囲まで，非常用発電機，無停電電源装置，電力供給路を多重化することによって対応させるのかなど，医療機関の経済性などにより情報セキュリティ対策が変わることになる．

例えば，手術室や生命維持に必要な機器への電力供給だけは，非常用発電機（自己発電電源）により常時電力供給を可能にする．さらにサーバー室，電子カルテシステムまでの電力供給だけは常時可能にするなど，またはPACSシステムには無停電電源装置を取り付けるなど，その組織の持つ経済性の要因により対策が異なる．

「情報システムが作動しても，サーバー室などのエアコンが自動的に復帰しないため急激な温度上昇が起きてしまうことへの対策は取られているのか」，あるいは「台風による川の氾濫による浸水の場合，浸水が起きないような場所に設置しているか」など，医療機関の持つ経済性，情報セキュリティに対する経営者の考え方などの経済的環境，また物理的環境，従業員教育，従業員の技術などの要因により，その医療機関の持つ"ぜい弱性"は変わる．

このために，それぞれの医療機関の持つ"ぜい弱性"を評価しておくことが必要である．また"ぜい弱性"がどのような脅威を顕在化させ，事故や損害を発生させるかを関連づけることで，潜在的な影響を整理しておく必要がある（図7-3）．

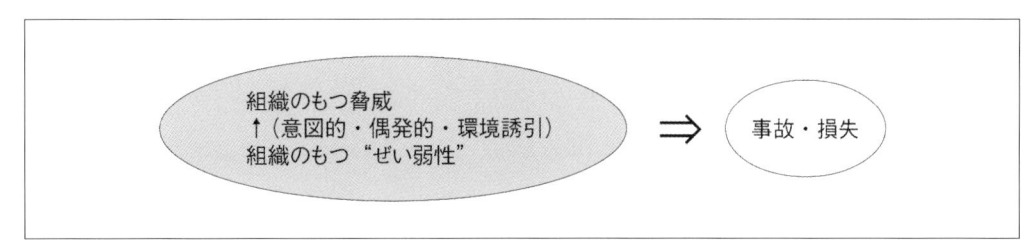

```
┌─────────────────────────────────────────────────┐
│   組織のもつ脅威                                │
│   ↑（意図的・偶発的・環境誘引）    ⇒  事故・損失 │
│   組織のもつ"ぜい弱性"                          │
└─────────────────────────────────────────────────┘
```

図 7-3 "ぜい弱性"が脅威を顕在化させ，事故や損害を発生させる

ISMS(Information Security Management System：情報セキュリティマネジメントシステム)

●マネジメントシステムの重要性

マネジメントシステムといえば，ISO 9001 品質マネジメントシステム[15]が知られている．ISO 9001 では，品質方針及び品質目標を定め，その目標を達成するために，品質マニュアルを作成し，文書・記録の管理を行い，事業計画を策定し，力量評価・教育訓練を実施し，インフラストラクチャを検討し，内部監査を行い，予防処置・是正処置などを行うことで，トップマネジメントによるマネジメントレビューを行う．また有効性への継続的改善を行うためのシステムであり，これらはこのシステムに関与する人，組織，経営者などが相互にかかわり運営管理することで達成されるシステムである．すなわち，経営者自らがこのシステムに経営的・経済的に関与することになる．

過去において，情報セキュリティは技術的な対策が主体で実施されてきたが，情報システムに求められる常時 24 時間安全で安定的な運用を行うには，情報セキュリティの管理的対策，人的対策，物理的対策，技術的対策を一体化してマネジメントシステムとして管理することが重要である．

● ISMS 適合性評価制度[8]

ISMS 認証基準[8]とは，第三者評価である ISMS 審査登録機関(財団法人 日本情報処理開発協会(JIPDEC))が ISMS 制度の認証を希望する事業者の適合性を評価するための基準である．BS 7799 Part 2：1999 は ISMS 認証制度の要求事項として，また JISX 5080[3]は各基準の管理策として利用されているため ISMS 認証基準と関連している．その後の BS 7799 Part 2：2002[6]をもとに **ISMS 認証基準 Ver. 2.0**[8]が普及している．

1998 年に，技術的なセキュリティに加え，経営者，組織，従業員などの人的な対策と管理，運用を取入れたマネジメントシステムとして，**ISMS 適合性評価制度**を創設し

表 7-3　ISMS 適合性評価制度

ぜい弱性の例	
環境	ドアや窓，電源供給，災害を受けやすい立地など
ハードウェア	駆動部分の経年劣化，バックアップ回路の不備など
ソフトウェア	仕様書の欠如，アクセス制御の不備，プログラムのバグなど
ネットワーク	非暗号化，通信経路の保護の不備，バックアップ回路の不備など
組織	教育プログラムの不備，部外者の管理の不徹底など
個人	スキル不足，低いモラル，誤った理解など
マネジメント	予算不足，情報セキュリティマネジメント意識の欠如など

(JIPDEC 医療機関向け ISMS ユーザーズガイドより)

た．また，2003年4月には，経済産業省が「情報セキュリティに関わるリスクのマネジメントが効果的に実施されるように，リスクアセスメントに基づく適切なコントロールの整備，運用状況を，情報セキュリティ監査人が独立かつ専門的な立場から，国際的にも整合性の取れた基準に従って検証または評価し，もって保障を与えあるいは助言を行う活動」として，**情報セキュリティ監査制度**を告示した．

● ISMS 認証基準[8]

ISMS は，「マネジメントシステム全体のなかで，事業リスクに対するアプローチに基づいて情報セキュリティの確立，導入，運用，監視，見直し，維持，改善をになう部分」であり，ISMS 適合性評価制度は，国際的に整合性のとれた情報セキュリティマネジメントに対する第三者適合性評価制度である．ISMS は，わが国の情報セキュリティ全体の向上に貢献するとともに，諸外国からも信頼を得られる情報セキュリティレベルを達成することを目的としたものである．この ISMS 適合性を評価する認定機関は財団法人 日本情報処理開発協会である．評価希望事業組織が構築した情報セキュリティマネジメントシステム（ISMS）が，認証基準に適合しているか否かを審査し，評価後適合している場合は審査登録機関に登録されるとともに，被審査組織の希望により JIPDEC に登録され公表されることになる．ISMS 認証基準は，基準と附属書「詳細管理策」で構成され，基準は下記の第0～第7となっている．

　　第0　序文
　　第1　適用範囲
　　第2　引用規格等
　　第3　用語及び定義
　　第4　情報セキュリティマネジメントシステム
　　第5　経営陣の責任
　　第6　マネジメントレビュー
　　第7　改善

"第4　情報セキュリティマネジメントシステム"では，「ISMS を構築，導入，維持，かつこれを継続的に改善すること」「ISMS の確立及び運営管理」「ISMS の導入及び運用」「ISMS の監視及び見直し」「ISMS の維持及び改善」「ISMS 文書として文書化すること」「文書管理，記録の管理」が要求されている．"第5　経営陣の責任"では，「ISMS に対する経営陣のコミットメントを明確にすること」「経営資源（人材，設備，資金等）の提供」「教育・訓練，認識及び力量」が要求されている．"第6　マネジメントレビュー"では，「定期的に ISMS をレビューすること」「マネジメントレビューのインプット」「マネジメントレビューのアウトプット」「内部監査」が要求されている．"第7　改善"では，「PDCA モデルに従って，ISMS の有効性を継続的に改善するこ

と」「是正処置」「予防処置」が要求されている．このように全体的に ISO 9001（品質マネジメントシステム）の構成に似ており，品質マネジメントシステムのような組織としての運用形態を取ることになる．

●附属書「詳細管理策」

附属書「詳細管理策」は，下記基本対策3.～12.までの10分野，36の管理目的，127の管理策で構成されている．

 1．はじめに
 2．実践規範への手引き
 基本対策：3．情報セキュリティ基本方針
 基本対策：4．組織のセキュリティ
 基本対策：5．資産の分類及び管理
 基本対策：6．人的セキュリティ
 基本対策：7．物理的及び環境的セキュリティ
 基本対策：8．通信及び運用管理
 基本対策：9．アクセス制御
 基本対策：10．システムの開発及び保守
 基本対策：11．事業継続管理
 基本対策：12．適合性

附属書「詳細管理策」の3.～12.の管理目的・管理策は，JIS X 5080：2002[9] を参照としている．事業方針，組織活動，要件管理，人的対策，物理対策，技術的対策が記述されている．

●人的セキュリティ対策

(1) 人による誤り，盗難，不正行為，又は設備の誤用のリスクを軽減するための職務定義及び雇用におけるセキュリティ
(2) 利用者の訓練
(3) セキュリティ事件・事故及び誤動作への対処

●物理的及び環境的セキュリティ

(1) 業務施設及び業務情報に対する認可されていない物理的なアクセス，損傷及び妨害を防止するための管理策
(2) 装置のセキュリティ
(3) 情報及情報処理設備の損傷又は盗難を防止

●技術的対策

通信及び運用管理では，
(1) 運用手順及び責任

(2) システム計画作成及び受け入れ
(3) 悪意のあるソフトウェアからの保護
(4) システムの維持管理
(5) ネットワークの管理
(6) 媒体の取扱い及びセキュリティ
(7) 情報及びソフトウェアの交換

アクセス制御では，
(1) アクセス制御に関する業務上の要求事項
(2) 利用者のアクセス管理
(3) 利用者の責任
(4) ネットワークのアクセス制御
(5) オペレーティングシステムのアクセス制御
(6) 業務用ソフトウェアのアクセス制御
(7) システムアクセス及びシステム使用状況の監視
(8) 移動型計算処理及び遠隔作業

システム開発及び保守では，
(1) 情報システムへのセキュリティの組込みを確実にするためのシステムのセキュリティ要求事項
(2) 業務用システムのセキュリティ
(3) 暗号による管理策
(4) システムファイルのセキュリティ
(5) 開発及び支援過程におけるセキュリティ

「詳細管理策」にあるすべての管理策が実施されなければならないわけではなく，リスクアセスメントに基づき，その施設で必要な管理策を選択して実施できる．特に重要なことは，この選択については適用宣言書で明確に公表することにある．また，上記の管理策だけでなく，組織がリスクアセスメントやリスクマネジメントなどを通じて，必要と思われるよりよい管理策を追加することもできる．リスクマネジメントの結果，何が残留リスクなのか，残留リスクはどの程度あるのかを明確にした上でマネジメントレビューなどにより経営陣が承認し，ISMS を運用することを許可することになる．

● **情報セキュリティ基本方針(Information Security Policy)**

ISMS 認証基準附属書「詳細管理策」の「基本対策3.」では，情報セキュリティ基本方針の策定が要求されている．医療機関では院長（診療所であれば所長）が策定し従業員に周知徹底をさせることになる．**情報セキュリティ基本方針**の必要性として，医療機関では電子カルテシステム，PACSなどが登場し，院内中がネットワークでつな

第7章　情報セキュリティ

がっている今日，医療機関は入念に策定された情報セキュリティ基本方針（情報セキュリティポリシ）を必要としている．情報漏えい事故の多くは内部犯行であり，脅威は院外のみならず院内に多く存在すると考えなければならない．効果的な情報セキュリティ基本方針を導入し，運用するためには，医療機関における情報セキュリティの構成と管理のガイドライン，実践規範などを明確に定義する必要がある．医療機関は情報セキュリティ基本方針を運用することによって，医療に対するリスクを最小限に抑えることができ，患者・家族や利用者に対しても誠実な姿勢を示すことができることとなる．

　医療機関の情報セキュリティ基本方針は幾つかの利点をもたらすことになる．医療機関の情報セキュリティ基本方針及び情報セキュリティ対策基準に基づいて，情報セキュリティ基本方針のチェックの基準となるベースラインを提供し，また情報セキュリティ基本方針を確立しておけば，医療機関が重要な情報資産の確実な保護に向けて尽力していることを実証する手段としても役立つことになる．このため評価と実施が容易に行える情報セキュリティ基本方針を策定することが必要である．情報セキュリティ基本方針は患者のデータの機密性，完全性，可用性を保護するために明確な内容とすることが重要である．

　情報セキュリティのための経営陣の指針及び支持を規定した情報セキュリティ基本方針を策定する．管理策では，「基本方針文書は，経営陣によって承認され，適当な手段で，全従業員に公表し，通知すること」となっている．

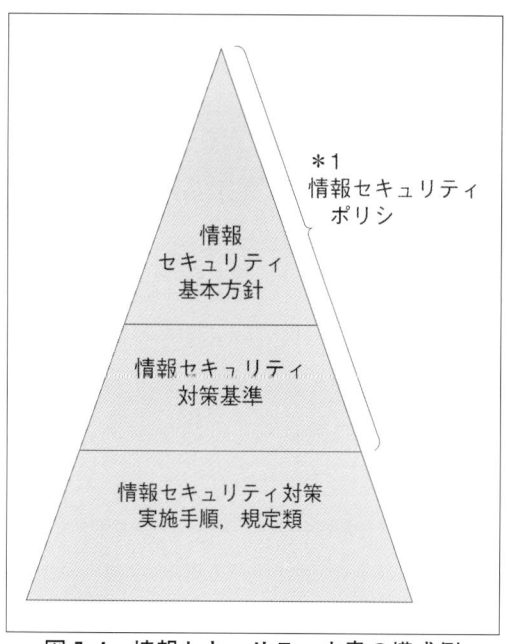

図 7-4　情報セキュリティ文書の構成例

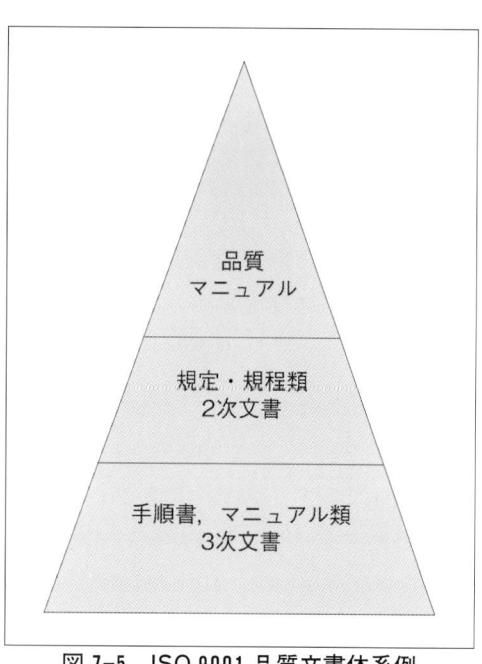

図 7-5　ISO 9001 品質文書体系例

*1：情報セキュリティ基本方針と情報セキュリティ対策基準を情報セキュリティポリシとすることもある。

情報セキュリティ基本方針は，組織が情報を保護する理由を文書化した最高位文書となる．情報セキュリティ基本方針文書は，組織が情報資産の保全性を確保する上で求められる理念，規約，ならびに信条を明確に記述した単一の文書である．この情報セキュリティ基本方針は，情報セキュリティの目標及び原則を支持する意向声明書，法律上及び契約上の要求事項の適合，セキュリティ教育の要求事項，適用対象となる環境，人員，プロセスの範囲，ならびに情報セキュリティ基本方針への違反行為に対する対応措置などを文書化したものである．

情報セキュリティ対策基準は，情報セキュリティ基本方針の下位文書で組織が所有している情報を運用，管理する上で，組織が「どのような対策」を実施しようとしているのかを明確にした文書である．情報を扱う業務全般に適用される複数の文書で構成されている．これらの対策基準は，情報保護を目的とした物理的セキュリティ，管理セキュリティ，そして論理的(技術的)なセキュリティ管理に関する規定を網羅することになる．

情報セキュリティの実施手順・規定類などは，より高位な情報セキュリティ対策基準や情報セキュリティ基本方針によって求められる要件を組織が「どのようにして」達成するのかを文書などで具体的に示したものとなる．情報資産保護に関する特定の作業，セキュリティ・プロセス，あるいは保護対策に関する対策基準で指定されている各種要件を満たすために，実施が必要となる具体的な作業手順・作業内容などを文書化することになる．

● ISMS プロセスアプローチの概念

プロセスアプローチとは，インプットからアウトプットへつながる業務（プロセス）において，この業務システムにおける相互関係を明確にして運営管理することである．例えば，医師からCT撮影依頼（インプット）が来て，診療放射線技師が画像情報を提出(アウトプット) する．このインプットからアウトプットまでの過程では，①撮影依頼の確認，②CT装置へのデータ入力，③患者の確認，④患者への撮影説明（インフォームドコンセント），⑤撮影を実施，⑥画像処理・フィルミング・画像情報転送など，を行い依頼医師へ画像情報を提供することになる．この①～⑥までの行為がプロセスである．しかし，このプロセスを運営管理するには下記の(1)～(7)の対策が必要であり，これらを含めて相互関係を明確にし，システム運営管理を行うことになる．これがプロセスアプローチである．

(1) 手順書・マニュアルの整備・業務の標準化
(2) 放射線機器類の安全管理・精度管理・品質管理(放射線機器管理士)
   装置の精度と性能(精度管理の明確化，性能表示，始業点検，定期点検)

(3) 放射線の安全管理・法的管理・被ばく管理（放射線管理士）
(4) 教育・訓練(力量能力の向上，接遇など)
(5) 医療安全対策
(6) 撮影技術・画像処理技術・読影能力
　　エックス線撮影行為(最小限の被ばく線量，ポジショニングの適正度)
　　画像処理行為(画像処理の適正度；目的に合った画像に作り上げる)
　　現像処理行為(現像処理システムの精度管理)
　　画像ファイリング(RIS，PACS，ファイリング画像(圧縮)管理)
(7) インプットとアウトプットの整合性など

●医用画像情報管理における情報セキュリティのプロセスアプローチ（図7-6）

　医用画像情報管理では，画像情報の品質を保証するとともに，不正アクセス，データ改ざん，システムダウン，情報資産の喪失，情報漏えいなどの脅威に対する情報セキュリティ対策が重要である．画像発生装置，画像処理装置，PACS，RIS，LANなどの個々のモダリティでは，常にこのような脅威から情報資産を守るために情報セキュリティのプロセスアプローチが必要である．医用画像情報管理では，医用画像情報システムの一連の業務フローの中で，プロセスアプローチを行うことで，個々のプロセスを明確にし，その相互関係を把握し，運営管理をすることになる．この一つ一つのプロセスでのインプットとアウトプットを明確にし，インプットとアウトプットの整合性を確実にしなければならない．

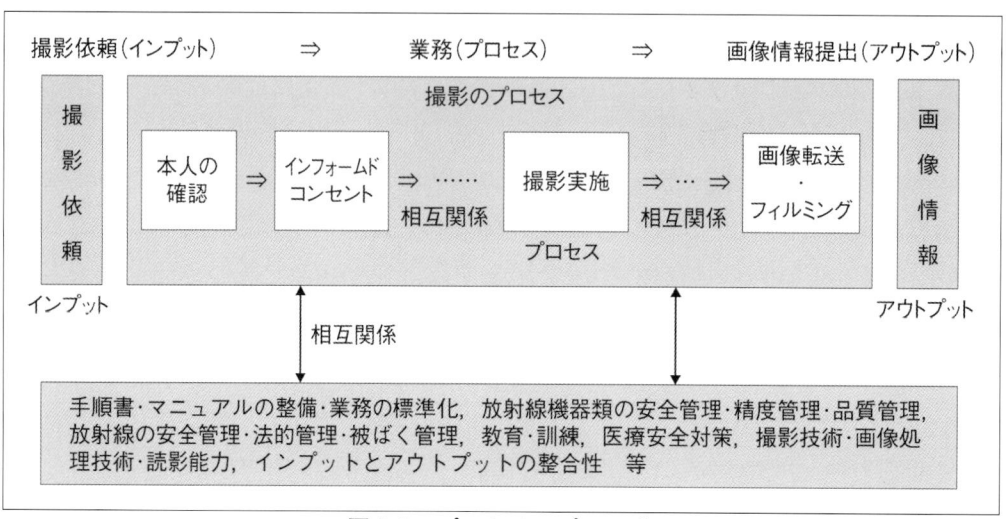

図7-6　プロセスアプローチ

● ISMSの確立の手順

　① ISMSの確立にあたりISMSの適用範囲を定義する．

②情報セキュリティ基本方針を策定する．

③策定した情報セキュリティ基本方針に基づき，リスクアセスメントの体系的な取組み方法を策定する．

④保護すべき情報資産に対するリスクを識別する．

⑤リスクアセスメントを実施する．

⑥リスクアセスメントの結果，リスクの受容ができない場合にはリスク対応の選択肢を明確にし，評価する．

⑦リスク対応に基づき，実施すべき管理策を選択する．

● ISMS プロセスに適用される PDCA モデル

ISMS 認証基準[8]で採用されているモデルは，「Plan−Do−Check−Act（計画−実施−点検−処置）」（PDCA）モデルとして知られており，あらゆる ISMS プロセスに適用できるものである．図 7-7 は，利害関係者の情報セキュリティ要求事項及び期待をインプットとし，必要な活動及びプロセスを経て，これらの要求事項及び期待を満たす情報セキュリティの効果（すなわち運営管理された情報セキュリティ）を生み出すことを表したものである．また，④情報セキュリティマネジメントシステム，⑤経営陣の責任，⑥マネジメントレビュー，⑦改善に記述するプロセスのつながりも表している．

情報セキュリティ基本方針を基に，

・Plan（計画）：ISMS の確立（情報セキュリティ対策の具体的計画・目標を策定する）

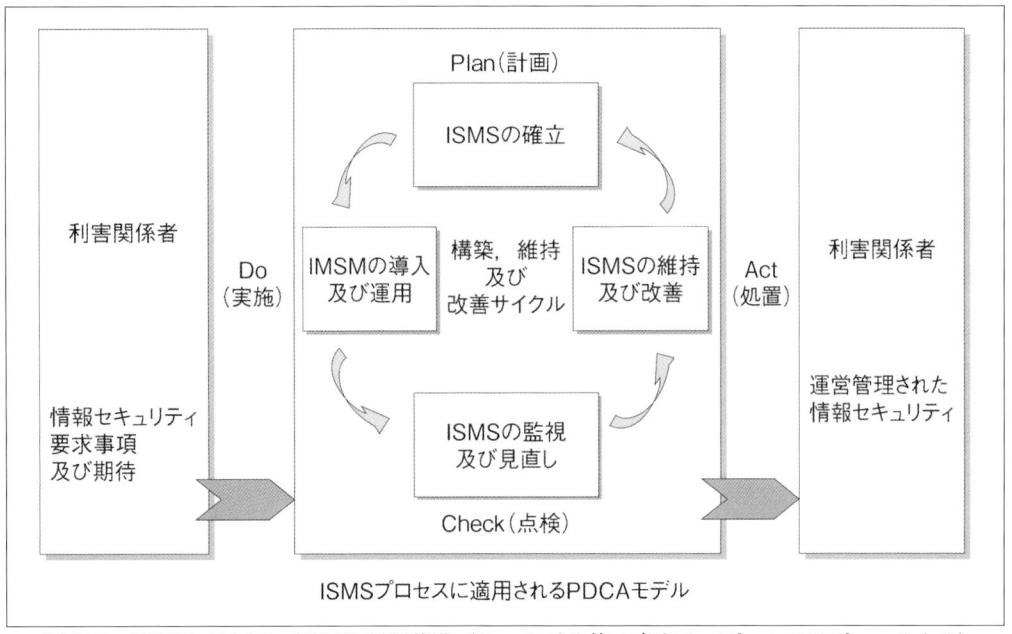

図 7-7　PDCA モデル（ISMS 認証基準（Ver.2.0）[8] 第 0 序文 2．プロセスアプローチより）

・Do（実施）　：ISMSの導入及び運用（計画に基づいて対策の実施・運用を行う）
・Check（点検）：ISMSの監視及び見直し（実施した結果の点検・監視を行う）
・Act（処置）　：ISMSの維持及び改善（経営陣による見直しを行い，改善・処置する）

このPDCAサイクルを継続的に繰り返し，情報セキュリティレベルの向上を図る．

● リスクアセスメント（risk assessment）

リスクアセスメントとは，リスク分析（risk analysis）からリスク評価（risk evaluation）までのプロセスをいう．すなわち，リスク分析からリスク評価までのプロセスをあわせた概念となる．

リスクアセスメント（risk assessment）
・リスク分析（risk analysis）
　↓
・リスク評価（risk evaluation）

このプロセスでは，最初に体系的な取組み方法を策定する．

このために，リスクアセスメントの方法を特定し，基本方針及び目標を設定しリスクを受容するための基準を定め，受容可能なリスクの水準を特定する．次に，リスクを識別する．このため情報資産の責任者を特定し，情報資産に対する脅威を明確にし，脅威によって利用されるおそれのある"ぜい弱性"を明確にし，機密性，完全性，可用性の喪失が情報資産に及ぼす影響を明確化する．そして，リスクアセスメントを実施する．このためにリスク分析として，リスク因子を特定し，リスクの度合いを算定する．そしてリスク対応について選択肢を明確化し評価する．

● リスクに対処する方法

JIPDEC医療機関向けISMSユーザーズガイド[8]によれば，リスクに対処する方法は**表7-4**のように分類される．

リスクマネジメントにおいては，リスクコントロール，リスク転移，リスク回避，リスク保有のいずれかを選択するということではなく，組織のリスクの重要度や対策の容易性などから総合的に判断し，リスクコントロール，リスク転移，リスク回避，リスク保有の対策を組み合せて実施する．この中で，一般的に情報セキュリティ対策として認識されているのは「リスクコントロール」の中の「リスク予防」である．リスク予防はリスクが発生しないようにするための予防的な対策であるため，金銭的に補償することが難しいリスクに対して特に有効である．例えば，クレジットカードの偽造などには保険だけでカバーすることは困難である．仮に保険に入るとしても，保険会社は何も予防的対策を施していない医療機関とは契約しないか，もしくは非常に高い料率での契約となるであろう．医療機関の管理者にとっては費用対効果を念頭に置いた上で最も有効な

表 7-4 リスクに対処する方法

リスクコントロール	リスク転移
積極的に損害を小さくする対策（管理策）を採用する． ・リスク予防 　脅威やぜい弱性を少なくするための対策を実施する． ・損害の極小化 　リスクが発生したときの損害を少なくするための対策を実施する	契約等により他社に転移する対策 ・リスクファイナンス 　損害保険や責任賠償保健などに加入しリスクを転移する ・アウトソーシング 　情報資産そのものや情報セキュリティ対策を外部に委託する
リスク保有	リスク回避
組織としてリスクを受容する対応 ・リスクファイナンス 　引当金を積むなどの対応を行う ・何もしない	適切な対策が見出せない場合の対応 ・業務の廃止 　業務そのものをやめてしまう ・情報資産の破壊 　管理対象物をなくしてしまう

(JIPDEC 医療機関向け ISMS ユーザーズガイドより)

対策の組み合わせを検討することも，重要なリスクマネジメントの要素である．

医用画像管理と情報セキュリティ

医用画像情報での情報セキュリティを考えた場合でも，同じく，機密性，完全性，可用性を確保することが必要である．

ISMS 認証制度の場合，認証希望医療機関が，その組織の経済性や組織体制に応じて，任意に組織的単位，機能的境界，物理的境界による範囲により適用範囲を選定することができるので，PACS のみでの運用を行っている施設，また電子カルテなど他のシステムとネットワーク化されている施設，または施設の規模，電子化の規模などにより一概にはいえないが，医用画像情報に限定して ISMS 適合性評価制度を活用する方法もある．

医用画像情報を安全に保護・運用するために，また PACS の管理に，ISMS での運用が可能となれば，画像サーバ情報の破壊，画像情報の消失，漏えい，ウィルス攻撃などを，組織を挙げて対策をとることになり，24 時間の稼動維持を確保することがより効果的に達成することができると考える．しかし，ますます PACS と RIS，オーダリングシステム，HIS，電子カルテシステムなどとの連携（ネットワーク化）により PACS のみを限定した ISMS 適合性評価制度では，情報セキュリティに限界があると考えられる．

PACS と RIS，オーダリングシステム，HIS，電子カルテシステムなどと物理的に連携(ネットワーク化)されてきており，画像が電子カルテに添付され，撮影患者情報が HIS へ渡され(送られ)るなど，非常に運用しやすく進化している．しかし，このよう

に診療・治療上運用しやすくなる反面，情報セキュリティはネットワーク化により複雑になってくる．このため医用画像情報のみの情報セキュリティ管理ではなく，診療情報，病歴情報，レセプト情報などと関連して情報セキュリティ管理をすることになる．このため，ネットワーク管理者，診療放射線技師という一部の職員が実施する対策ではなく，これらに関わる全職員が情報セキュリティに取組まなければならない．ISMSで取扱う情報セキュリティとは，単に「情報リスク」「ITリスク」を考慮することにとどまらず，マネジメントシステムの局面も日常の管理に属する部分の他，リスクが顕在化した後の被害を最小限にとどめるための対応なども要求される．特に，2005年4月からは個人情報保護法が施行され医療機関が個人情報保護法遵守をしなければならない．このため医療の場では，診療放射線技師や，医師，看護師などの資格職種のみならず，事務員などの職員，非常勤職員，委託職員，関連業者も含めて，これらの従業員が患者の個人情報保護に努めなければならない．このような網羅的な「管理」を実現するためには，認証取得範囲に含まれる現場組織だけではなく，医事・会計部門，資材部門など医療機関組織全体を横断する人材の登用が求められる．

更に運用のためには，経済的な要素も多く，経営者，病院長・院長，事務長などにもマネジメントシステムの運用で関与していただくことになる．ISMS（**表7-5**）ではISO 9001（品質マネジメントシステム）[15]と同様に経営者の責務が問われることになり，「第5 経営者の責任」として経営陣のコミットメント，経営資源の運用管理（(1)経営資源の提供，(2) 教育・訓練，認識及び力量），「第6マネジメントレビュー」が経営陣への要求事項である．また，ISO 9001と同様に，文書・記録の管理，内部監査の実施，継続的改善，是正・予防処置の要求事項がある．

表7-5 医療向けISMS 構築のための組織体制例

経営陣	院長，理事会（理事長，専務理事，常務理事など）
情報セキュリティ委員会	医療安全管理委員会と兼務でも可 委 員 長：副院長 副委員長：医療安全管理者，電算課長（または情報企画部門長） 委　　員：診療部長または医長，薬剤部長又は事務長，医療安全管理者，電算室長（または情報企画部門長）
情報セキュリティ策定チーム	電算室情報管理部員，医療安全管理員，経営企画室員
部門	放射線部門，診療部門，看護部門，臨床検査部門，病理診断部門，薬剤部門，地域連携室，輸血血液部門，手術，麻酔部門，救急部門，栄養部門，リハビリテーション部門，訪問サービス部門，医事・会計部門，人事部門，購買（用度）部門

（JIPDEC 医療機関向けISMS ユーザーズガイドより）

●医療における情報セキュリティの目標

　医療における情報セキュリティを考えると，情報（資産）範囲は広く，個人情報保護法での個人情報に限定されているわけではない．天災やインフラの障害，あるいはコンピュータウィルスやサイバーテロなどから機能を守り，診療を継続的に維持しなければならない．また適切な診療を行うための観点から，診療情報の改ざん，別患者としての登録などの防止対策をし，このために発生するかもしれない医療事故防止の対策としても情報セキュリティは重要である．

　財団法人 日本情報処理開発協会（JIPDEC）の医療機関向け ISMS ユーザーズガイド[8]では，4.2医療情報セキュリティの特に重要と思われる目標の例として「個人情報の保護」「医療事故防止」「病院機能の維持（診療の継続）」を示している．

　個人情報の保護における特に重要な管理策として「個人情報保護の観点から診療情報の機密性の維持を行うこと」としている．また医療事故防止における特に重要な管理策として「適切な診療を行う観点から診療情報の完全性の維持を行うこと」，病院機能の維持(診療の継続)では，医療機関は大きな災害が発生したときほど，その役割が増大する．社会インフラが多大なダメージを受けても速やかに機能を回復し，継続して診療を行えるようにする必要がある．そして特に重要な管理策として「医療機関として機能維持のために情報システムの可用性の維持を行うこと」としている．

参考文献

1) 医療・介護関係事業者における個人情報の適切な取扱いのためのガイドライン．
2) 財団法人日本規格協会：JISQ 15001．個人情報保護に関するコンプライアンス・プログラムの要求事項．2004．
3) 財団法人日本規格協会：JISX 5080．情報技術——情報セキュリティマネジメントの実践のための規範．2004．
4) 財団法人日本情報処理開発協会（JIPDEC）：医療機関向け ISMS ユーザーズガイド（JIP-ISMS 110）．
5) TR X 0036 シリーズ（GMITS：Guideline for the Management of IT Security）：ISO/IEC TR 13335 シリーズの日本語版．
6) BS 7799-2：情報セキュリティマネジメントシステム-仕様及び利用の手引，British Standard Part-2．2002．http://www.bsi-j.co.jp/
7) 財団法人日本規格協会：DISC PD 3000 シリーズ．BSI-DISC 委員会．
8) 制度の概要，認証基準及びガイド等　http://www.isms.jipdec.jp/std/
   ・ISMS 適合性評価制度の概要
   ・ISMS 認証基準（Ver.2.0）
   ・ISMS ユーザーズガイド
   ・ISMS ユーザーズガイド―リスクマネジメント編
   ・医療機関向け ISMS ユーザーズガイド
   ・ISMS ガイド
   ・ISMS 構築事例集
   ・ISMS 認証基準と JIS X 5080 対応表
   その他の情報セキュリティ関連の国内国外規定・基準・ガイドライン等
9) JIS X 5080 は，「情報技術——情報セキュリティマネジメントの実践のための規範」であり，情報セキュリティマネジメントの国内規格化のために 2002 年 2 月に制定された．
   ISO/IEC 17799：JIS X 5080．Information Technology-Code of practice for information security management, 2000．
10) ISO/IEC 17799：2000 は，英国規格（British Standard）の BS 7799 Part-1（情報セキュリティマネジメントの実践規範）をもとに制定されている．この JISX 5080 は，BS 7799 Part 1：1999 をもとに制定された国際標準化である ISO/IEC 17799 を受けて日本工業規格（JIS）が標準規格化したものである．
11) 2002 OECD Guidelines for the Security of Information Systems and Networks：情報システム及びネットワークのセキュリティに関するガイドライン：OECD（経済協力開発機構）が情報システム及びネットワークの可用性，機密性，完全性の利益を守るために 9 つの原則を定めたガイドラインである．
12) JIS X 5070：セキュリティ技術——情報技術セキュリティの評価基準．2000 シリーズ．
13) TR X 0036 シリーズ（GMITS：Guideline for the Management of IT Security）：ISO/IEC TR 13335 シリーズの日本語版，IT セキュリティマネジメントのガイドラインである．
14) DISC PD 3000 シリーズ：情報セキュリティ管理，BS 7799 認証取得のためのガイドラインである．
15) 財団法人日本規格協会：ISO 9001：Quality management systems—Requirements 品質マネジメントシステム―要求事項，2000．
16) OECD 8 原則：OECD（経済協力開発機構）が定めたプライバシー保護と個人データの国際流通についてのガイドラインである．
   1．収集制限の原則，2．データ内容の原則，3．目的明確化の原則，4．利用制限の原則，5．安全保護の原則，6．公開の原則，7．個人参加の原則，8．責任の原則

個人情報の保護

個人情報の保護に関する法律と法律制定の背景

　社外秘情報の漏えい報道が，金融・保険業や情報通信業，サービス業などで相次いでいる．個人情報は，その性質上いったん誤った取扱いをされると，個人に取返しのつかない被害を及ぼす恐れがある．コンピュータ，インターネットなど，IT技術の発達にともない情報流通の拡大が進んでいるなか，医療・福祉分野でも患者らの個人データが入った病院のパソコンが盗まれるなど情報漏えい事故が増えている．このように個人情報流出事故の多発，プライバシーなどの個人の権利利益侵害の危険性のため不安感が増大することとなった．また個々の意識も自分の情報が知らないところで勝手に使われることへの不満の高まりにもなっている．

　国際的には，プライバシー保護と個人データの国際流通に関する世界的な基準が必要となった．OECD(経済協力開発機構)が，1980年の理事会勧告において，「プライバシー保護と個人データの国際流通についてのガイドライン」で8原則を示し，OECD加盟国ではこの8原則に基づいて個人情報保護の法制化に取り組み大多数国が個人情報保護法制を有することになった．1995年にEU(欧州連合)指令(個人データ処理に係る個人情報の保護及び当該データの自由な移動に関する欧州議会及び理事会の指令)の採択では，個人情報の自由な流通を確保するため，加盟国に対し国内法の整備を義務づけ，加盟各国以外への個人情報移転は，十分なレベルの保護措置を講じている国に限られるとした．

　日本では法制度の整備対策が遅れていたがEU指令採択により個人情報保護対策が必要となった．2年後の1997年に通商産業省から**「民間部門における電子計算処理に係る個人情報の保護に関するガイドライン**[1]**」**が告示され，1998年にこのガイドラインを受けて財団法人 日本情報処理開発協会(JIPDEC)[9]が，個人情報の取扱いを適切に行っている事業者を，第三者機関である財団法人 日本情報処理開発協会(JIPDEC)及びその指定機関が評価・認定し，その証としてプライバシーマークと称するロゴの使用を許諾する制度である**「プライバシーマーク®制度**[11]**」**を発足させた．さらに1999年には**JIS Q 15001(個人情報保護に関するコンプライアンス・プログラム)**[8]が制定された．

　そしてこうした状況を受けて，政府は2003年5月に個人情報の有用性に配慮しながら個人の権利利益を保護することを目的とした「個人情報の保護に関する法律案[3]」を成立させた．しかし全事業所に対して直ぐに対策を講じるのは難しいということから一定の猶予期間(2年間内)を設けることになり，「個人情報の保護に関する法律[4]」(以

下，個人情報保護法)は2004年5月に成立・公布され2005年4月1日より，残されていた第四章(個人情報取扱事業者の義務等)，第五章(雑則)，第六章(罰則)，附則(第2条から第6条)を施行することで全面施行されることとなった．

この個人情報保護法は，個人情報の利用を規制するための法律ではなく，「個人情報は事業者において大変有用な財産であるということを認めながら，一方ではプライバシーに関わる重要な情報であるため法律に則って適正に扱いなさい」という法律である．OECD 8原則もプライバシー保護と個人データの国際流通が目的であり，これを受けた個人情報保護法も規制を厳しくしているだけではなく，適正な経済活動のための法律といえる．

この個人情報保護法は，定義規定，義務規定，罰則規定の構成となっており，以下の通りである．

●個人情報取扱事業者

```
第一章　総則（第1条～第3条）                          施行済
第二章　国及び地方公共団体の責務等（第4条～第6条）
第三章　個人情報の保護に関する施策等
    第一節　個人情報の保護に関する基本方針（第7条）
    第二節　国の施策（第8条～第10条）
    第三節　地方公共団体の施策（第11条～第13条）
    第四節　国及び地方公共団体の協力（第14条）
```

```
第四章　個人情報取扱事業者の義務等              2005年4月1日から施行
    第一節　個人情報取扱事業者の義務（第15条～第36条）
    第二節　民間団体による個人情報の保護の推進（第37条～第49条）
第五章　雑則（第50条～第55条）
第六章　罰則（第56条～第59条）
附則（施行期日，経過措置等，第1条～第7条）
                            （但し附則第1条と第7条は施行済み）
```

個人情報の保護に関する法律施行令[5]（平成15年12月10日政令第507号）第2条で，個人情報取扱事業者を下記のとおり定めている．

(個人情報取扱事業者から除外される者)

　第二条　法第二条第三項第五号の政令で定める者は，その事業の用に供する個人情報データベース等を構成する個人情報によって識別される特定の個人の数(当該個人情報

データベース等の全部又は一部が他人の作成に係る個人情報データベース等で個人情報として氏名又は住所若しくは居所(地図上又は電子計算機の映像面上において住所又は居所の所在の場所を示す表示を含む.)若しくは電話番号のみが含まれる場合であって,これを編集し,又は加工することなくその事業の用に供するときは,当該個人情報データベース等の全部又は一部を構成する個人情報によって識別される特定の個人の数を除く.)の合計が過去六月以内のいずれの日においても五千を超えない者とする.

この政令によって,個人情報の量と利用方法について明確に示された.個人情報の量としては,個人情報によって識別される特定の個人の数の合計が「過去六月以内のいずれの日においても五千を超えない者とする.」とされており,患者及び職員の保有個人データが一時的にでも5,000件を超えると,6カ月間は法律の対象となる.また,この数に含まない個人情報(利用方法)としては,他人が作成した個人情報データベース(保有個人データ以外)の個人情報を編集や加工せず利用する場合は数に含まないということになると考えられる.電話帳や市販の住宅地図などをそのままで加工せずに利用する場合は,これらの個人情報は数に含まないことになる.

「医療・介護関係事業者における個人情報の適切な取扱いのためのガイドライン(2004/12/24版)[6]」では,「法令上,「個人情報取扱事業者」としての義務等を負うのは医療・介護関係事業者のうち,識別される特定の個人の数の合計が過去6カ月以内のいずれの日においても5,000を超えない事業者(小規模事業者)を除くものとされている.しかし,その規模等によらず良質かつ適切な医療・介護サービスの提供が期待されていること,最善の努力を行う必要があること,また,患者・利用者の立場からは,本ガイドラインにおいては個人情報取扱事業者としての法令上の義務等を負わない医療・介護関係事業者にも本ガイドラインを遵守する努力を求める.」としている.

5,000を超えない医療関係事業者であっても努力義務を求めている.そして多くの医療関係事業者は,職員情報,患者情報を合わせて5,000件を超えると考えられ,個人情報保護法及びこのガイドラインを遵守しなければならない.

●個人情報保護法の個人情報取扱事業者の義務等に関する条項(一部略)[4]
第四章　第一節　個人情報取扱事業者の義務(第十五条から第三十六条)
第十五条(利用目的の特定)
　　個人情報取扱事業者は,個人情報を取り扱うに当たっては,その利用の目的(以下「利用目的」という.)をできる限り特定しなければならない.
2　個人情報取扱事業者は,利用目的を変更する場合には,変更前の利用目的と相当の関連性を有すると合理的に認められる範囲を超えて行ってはならない.
第十六条(利用目的による制限)
　　個人情報取扱事業者は,あらかじめ本人の同意を得ないで,前条の規定により特定

第7章 情報セキュリティ

された利用目的の達成に必要な範囲を超えて，個人情報を取扱ってはならない．
2 個人情報取扱事業者は，合併その他の事由により他の個人情報取扱い事業者から事業を承継することに伴って個人情報を取得した場合は，あらかじめ本人の同意を得ないで，承継前における当該個人情報の利用目的の達成に必要な範囲を超えて，当該個人情報を取り扱ってはならない．
3 前二項の規定は，次に掲げる場合については，適用しない．
　一　法令に基づく場合
　二　人の生命，身体又は財産の保護のために必要がある場合であって，本人の同意を得ることが困難であるとき．
　三　公衆衛生の向上又は児童の健全な育成の推進のために特に必要がある場合であって，本人の同意を得ることが困難であるとき．
　四　国の機関若しくは地方公共団体又はその委託を受けた者が法令の定める事務を遂行することに対して協力する必要がある場合であって，本人の同意を得ることにより当該事務の遂行に支障を及ぼすおそれがあるとき．

第十七条(適正な取得)
　個人情報取扱事業者は，偽りその他不正の手段により個人情報を取得してはならない．

第十八条(取得に際しての利用目的の通知等)
　個人情報取扱事業者は，個人情報を取得した場合は，あらかじめその利用目的を公表している場合を除き，速やかに，その利用目的を，本人に通知し，又は公表しなければならない．
2 個人情報取扱事業者は，前項の規定にかかわらず，本人との間で契約を締結することに伴って契約書その他の書面(電子的方式，磁気的方式その他人の知覚によっては認識することができない方式で作られる記録を含む．以下この項において同じ)に記載された当該本人の個人情報を取得する場合その他本人から直接書面に記載された当該本人の個人情報を取得する場合は，あらかじめ，本人に対し，その利用目的を明示しなければならない．ただし，人の生命，身体又は財産の保護のために緊急に必要がある場合は，この限りでない．
3 個人情報取扱事業者は，利用目的を変更した場合は，変更された利用目的について，本人に通知し，又は公表しなければならない．
4 前三項の規定は，次に掲げる場合については，適用しない．
　一　利用目的を本人に通知し，又は公表することにより本人又は第三者の生命，身体，財産その他の権利利益を害するおそれがある場合
　二　利用目的を本人に通知し，又は公表することにより当該個人情報取扱事業者の権

利又は正当な利益を害するおそれがある場合
　三　国の機関又は地方公共団体が法令の定める事務を遂行することに対して協力する必要がある場合であって，利用目的を本人に通知し，又は公表することにより当該事務の遂行に支障を及ぼすおそれがあるとき．
　四　取得の状況からみて利用目的が明らかであると認められる場合

第十九条(データ内容の正確性の確保)
　　個人情報取扱事業者は，利用目的の達成に必要な範囲内において，個人データを正確かつ最新の内容に保つよう努めなければならない．

第二十条(安全管理措置)
　　個人情報取扱事業者は，その取り扱う個人データの漏えい，滅失又はき損の防止その他の個人データの安全管理のために必要かつ適切な措置を講じなければならない．

第二十一条(従業者の監督)
　　個人情報取扱事業者は，その従業者に個人データを取り扱わせるに当たっては，当該個人データの安全管理が図られるよう，当該従業者に対する必要かつ適切な監督を行わなければならない．

第二十二条(委託先の監督)
　　個人情報取扱事業者は，個人データの取扱いの全部又は一部を委託する場合は，その取扱いを委託された個人データの安全管理が図られるよう，委託を受けた者に対する必要かつ適切な監督を行わなければならない．

第二十三条(第三者提供の制限)
　　個人情報取扱事業者は，次に掲げる場合を除くほか，あらかじめ本人の同意を得ないで，個人データを第三者に提供してはならない．
　一　法令に基づく場合
　二　人の生命，身体又は財産の保護のために必要がある場合であって，本人の同意を得ることが困難であるとき．
　三　公衆衛生の向上又は児童の健全な育成の推進のために特に必要がある場合であって，本人の同意を得ることが困難であるとき．
　四　国の機関若しくは地方公共団体又はその委託を受けた者が法令の定める事務を遂行することに対して協力する必要がある場合であって，本人の同意を得ることにより当該事務の遂行に支障を及ぼすおそれがあるとき．
2　個人情報取扱事業者は，第三者に提供される個人データについて，本人の求めに応じて当該本人が識別される個人データの第三者への提供を停止することとしている場合であって，次に掲げる事項について，あらかじめ，本人に通知し，又は本人が容易に知り得る状態に置いているときは，前項の規定にかかわらず，当該個人データを第

三者に提供することができる．
- 一　第三者への提供を利用目的とすること．
- 二　第三者に提供される個人データの項目
- 三　第三者への提供の手段又は方法
- 四　本人の求めに応じて当該本人が識別される個人データの第三者への提供を停止すること．

3　個人情報取扱事業者は，前項第二号又は第三号に掲げる事項を変更する場合は，変更する内容について，あらかじめ，本人に通知し，又は本人が容易に知り得る状態に置かなければならない．

4　次に掲げる場合において，当該個人データの提供を受ける者は，前三項の規定の適用については，第三者に該当しないものとする．
- 一　個人情報取扱事業者が利用目的の達成に必要な範囲内において個人データの取扱いの全部又は一部を委託する場合
- 二　合併その他の事由による事業の承継に伴って個人データが提供される場合
- 三　個人データを特定の者との間で共同して利用する場合であって，その旨並びに共同して利用される個人データの項目，共同して利用する者の範囲，利用する者の利用目的及び当該個人データの管理について責任を有する者の氏名又は名称について，あらかじめ，本人に通知し，又は本人が容易に知り得る状態に置いているとき．

5　個人情報取扱事業者は，前項第三号に規定する利用する者の利用目的又は個人データの管理について責任を有する者の氏名若しくは名称を変更する場合は，変更する内容について，あらかじめ，本人に通知し，又は本人が容易に知り得る状態に置かなければならない．

第二十四条(保有個人データに関する事項の公表等)

個人情報取扱事業者は，保有個人データに関し，次に掲げる事項について，本人の知り得る状態(本人の求めに応じて遅滞なく回答する場合を含む.)に置かなければならない．
- 一　当該個人情報取扱事業者の氏名又は名称
- 二　すべての保有個人データの利用目的(第十八条第四項第一号から第三号までに該当する場合を除く.)
- 三　次項，次条第一項，第二十六条第一項又は第二十七条第一項若しくは第二項の規定による求めに応じる手続(第三十条第二項の規定により手数料の額を定めたときは，その手数料の額を含む.)
- 四　前三号に掲げるもののほか，保有個人データの適正な取扱いの確保に関し必要な

事項として政令で定めるもの
2　個人情報取扱事業者は，本人から，当該本人が識別される保有個人データの利用目的の通知を求められたときは，本人に対し，遅滞なく，これを通知しなければならない．ただし，次の各号のいずれかに該当する場合は，この限りではない．
　一　前項の規定により当該本人が識別される保有個人データの利用目的が明らかな場合
　二　第十八条第四項第一号から第三号までに該当する場合
3　個人情報取扱事業者は，前項の規定に基づき求められた保有個人データの利用目的を通知しない旨の決定をしたときは，本人に対し，遅滞なく，その旨を通知しなければならない．

第二十五条（開示）
　　　個人情報取扱事業者は，本人から，当該本人が識別される保有個人データの開示（当該本人が識別される保有個人データが存在しないときにその旨を知らせることを含む．以下同じ．）を求められたときは，本人に対し，政令で定める方法により，遅滞なく，当該保有個人データを開示しなければならない．ただし，開示することにより次の各号のいずれかに該当する場合は，その全部又は一部を開示しないことができる．
　一　本人又は第三者の生命，身体，財産その他の権利利益を害する恐れがある場合
　二　当該個人情報取扱事業者の業務の適正な実施に著しい支障を及ぼす恐れがある場合
　三　他の法令に違反することとなる場合
2　個人情報取扱事業者は，前項の規定に基づき求められた保有個人データの全部又は一部について開示しない旨の決定をしたときは，本人に対し，遅滞なく，その旨を通知しなければならない．
3　他の法令の規定により，本人に対し第一項本文に規定する方法に相当する方法により当該本人が識別される保有個人データの全部又は一部を開示することとされている場合には，当該全部又は一部の保有個人データについては，同項の規定は，適用しない．

第二十六条（訂正等）
　　　個人情報取扱事業者は，本人から，当該本人が識別される保有個人データの内容が事実でないという理由によって該当保有個人データ内容の訂正，追加又は削除（以下この条において「訂正等」という．）を求められた場合には，その内容の訂正等に関して他の法令の規定により特別の手続きが定められている場合を除き，利用目的の達成に必要な範囲内において，遅滞なく必要な調査を行い，その結果に基づき，当該保有

個人データの内容の訂正等を行わなければならない．
2　個人情報取扱事業者は，前項の規定に基づき求められた保有個人データの内容の全部若しくは一部について訂正等を行ったとき，又は訂正等を行わない旨の決定をしたときは，本人に対し，遅滞なく，その旨(訂正等を行ったときは，その内容を含む.)を通知しなければならない．

第二十七条(利用停止等)

　　個人情報取扱事業者は，本人から，当該本人が識別される保有個人データが第十六条の規定に違反して取り扱われているという理由又は第十七条の規定に違反して取得されたものであるという理由によって，当該保有個人データの利用の停止又は消去(以下この条において「利用停止等」という.)を求められた場合であって，その求めに理由があることが判明したときは，違反を是正するために必要な限度で，遅滞なく，当該保有個人データの利用停止等を行わなければならない．ただし，当該保有個人データの利用停止等に多額の費用を要する場合その他の利用停止等を行うことが困難な場合であって，本人の権利利益を保護するため必要なこれに代わるべき措置をとるときは，この限りでない．
2　個人情報取扱事業者は，本人から，当該本人が識別される保有個人データが第二十三条第一項の規定に違反して第三者に提供されているという理由によって，当該保有個人データの第三者への提供の停止を求められた場合であって，その求めに理由があることが判明したときは，遅滞なく，当該保有個人データの第三者への提供を停止しなければならない．ただし，当該保有個人データの第三者への提供の停止に多額の費用を要する場合その他の第三者への提供を停止することが困難な場合であって，本人の権利利益を保護するため必要なこれに代わるべき措置をとるときは，この限りでない．
3　個人情報取扱事業者は，第一項の規定に基づき求められた保有個人データの全部若しくは一部について利用停止等を行ったとき若しくは利用停止等を行わない旨の決定をしたとき，又は前項の規定に基づき求められた保有個人データの全部若しくは一部について第三者への提供を停止したとき若しくは第三者への提供を停止しない旨の決定をしたときは，本人に対し，遅滞なく，その旨を通知しなければならない．

(理由の説明)

第二十八条

　　個人情報取扱事業者は，第二十四条第三項，第二十五条第二項，第二十六条第二項又は前条第三項の規定により，本人から求められた措置の全部又は一部について，その措置をとらない旨を通知する場合又はその措置と異なる措置をとる旨を通知する場合は，本人に対し，その理由を説明するよう努めなければならない．

(開示等の求めに応じる手続)

第二十九条

　個人情報取扱事業者は，第二十四条第二項，第二十五条第一項，第二十六条第一項又は第二十七条第一項若しくは第二項の規定による求め(以下この条において「開示等の求め」という.)に関し，政令で定めるところにより，その求めを受け付ける方法を定めることができる．この場合において，本人は，当該方法に従って，開示等の求めを行わなければならない．

2　個人情報取扱事業者は，本人に対し，開示等の求めに関し，その対象となる保有個人データを特定するに足りる事項の提示を求めることができる．この場合において，個人情報取扱事業者は，本人が容易かつ的確に開示等の求めをすることができるよう，当該保有個人データの特定に資する情報の提供その他本人の利便を考慮した適切な措置をとらなければならない．

3　開示等の求めは，政令で定めるところにより，代理人によってすることができる．

4　個人情報取扱事業者は，前三項の規定に基づき開示等の求めに応じる手続を定めるに当たっては，本人に過重な負担を課するものとならないよう配慮しなければならない．

第三十条(手数料)

　個人情報取扱事業者は，第二十四条第二項の規定による利用目的の通知又は第二十五条第一項の規定による開示を求められたときは，当該措置の実施に関し，手数料を徴収することができる．

2　個人情報取扱事業者は，前項の規定により手数料を徴収する場合は，実費を勘案して合理的であると認められる範囲内において，その手数料の額を定めなければならない．

第三十一条(個人情報取扱事業者による苦情の処理)

　個人情報取扱事業者は，個人情報の取扱いに関する苦情の適切かつ迅速な処理に努めなければならない．

2　個人情報取扱事業者は，前項の目的を達成するために必要な体制の整備に努めなければならない．

第三十二条(報告の徴収)

第三十三条(助言)

第三十四条(勧告及び命令)

第三十五条(主務大臣の権限の行使の制限)

第三十六条(主務大臣)

となっている．

第7章　情報セキュリティ

● 医療・介護関係事業者における個人情報の適切な取扱いのためのガイドライン[4]

　この個人情報保護法の全面施行に向けて，厚生労働省は「医療・介護関係事業者における個人情報の適切な取扱いのためのガイドライン(2004/12/24版)」を定め関係機関，関係団体等に対する周知・指導等を行うこととなった．

　医療・介護関係事業者における個人情報の適切な取扱いのためのガイドラインの「医療・介護関係事業者の義務等」では，個人情報保護法の第15条から第31条についての医療・介護関係事業者における義務等を定めている．

　第十五条(利用目的の特定)により，医療機関では，院内掲示やホームページ掲載，パンフレット等への通常の業務で想定される利用目的の記載が必要となった．また第二十五条(開示)により，医療機関では，本人から診療録等の開示を求められたときは，本人に対し，書面の交付による方法などにより，遅滞なく，診療録等を開示しなければならなくなった．

　医療・介護関係事業者の義務等については下記の通りである．

1．利用目的の特定等(法第15条，第16条)
　(1)　利用目的の特定及び制限
　(2)　利用目的による制限の例外
2．利用目的の通知等(法第18条)
3．個人情報の適正な取得，個人データ内容の正確性の確保(法第17条，第19条)
4．安全管理措置，従業者の監督及び委託先の監督(法第20条～第22条)
　(1)　医療・介護関係事業者が講ずるべき安全管理措置
　(2)　安全管理措置として考えられる事項
　(3)　業務を委託する場合の取扱い
　(4)　医療情報システムの導入及びそれに伴う情報の外部保存を行う場合の取扱い
　(5)　個人情報漏えい等の問題が発生した場合における二次被害の防止等
　(6)　その他
5．個人データの第三者提供(法第23条)
　(1)　第三者提供の取扱い
　(2)　第三者提供の例外
　(3)　本人の同意が得られていると考えられる場合
　(4)　「第三者」に該当しない場合
　(5)　その他留意事項
6．保有個人データに関する事項の公表等(法第24条)
7．本人からの求めによる保有個人データの開示(法第25条)
　(1)　開示の原則

(2) 開示の例外
8．訂正及び利用停止(法第 26 条，第 27 条)
9．開示等の求めに応じる手続及び手数料(法第 29 条，30 条)
　(1) 開示等を行う情報の特定
　(2) 代理人による開示等の求め
10．理由の説明，苦情対応(法第 28 条，第 31 条)

　これらの詳細については，各医療機関等に送られた「医政発第 1224001 号　医療・介護関係事業者における個人情報の適切な取扱いのためのガイドライン」または厚生労働省ホームページの「http://www.mhlw.go.jp/shingi/2004/12/dl/s1224-11.pdf」等で閲覧ができる．

●**具体的な対策事項**

```
医療関係事業者の義務等

　利用目的の特定・通知等
　(法第 15 条，第 16 条，第 18 条)
　　　　↓
　個人情報の適正な取得，個人データ内容の正確性の確保
　(法第 17 条，第 19 条)
　　　　↓
　目的の範囲内の利用
　　安全管理措置，従業者の監督および依託先の監督
　　(法第 20 条～第 22 条)
　　　　↓
　個人データの第三者提供（法第 23 条）
　保有個人データに関する事項の公表等（法第 24 条）
　本人からの求めによる保有個人データの開示（法第 25 条）
　訂正および利用停止（法第 26 条，第 27 条）
　開示等の求めに応じる手続きおよび手数料（法第 29 条，第 30 条）
　理由の説明，苦情の対応（法第 28 条，第 31 条）
```

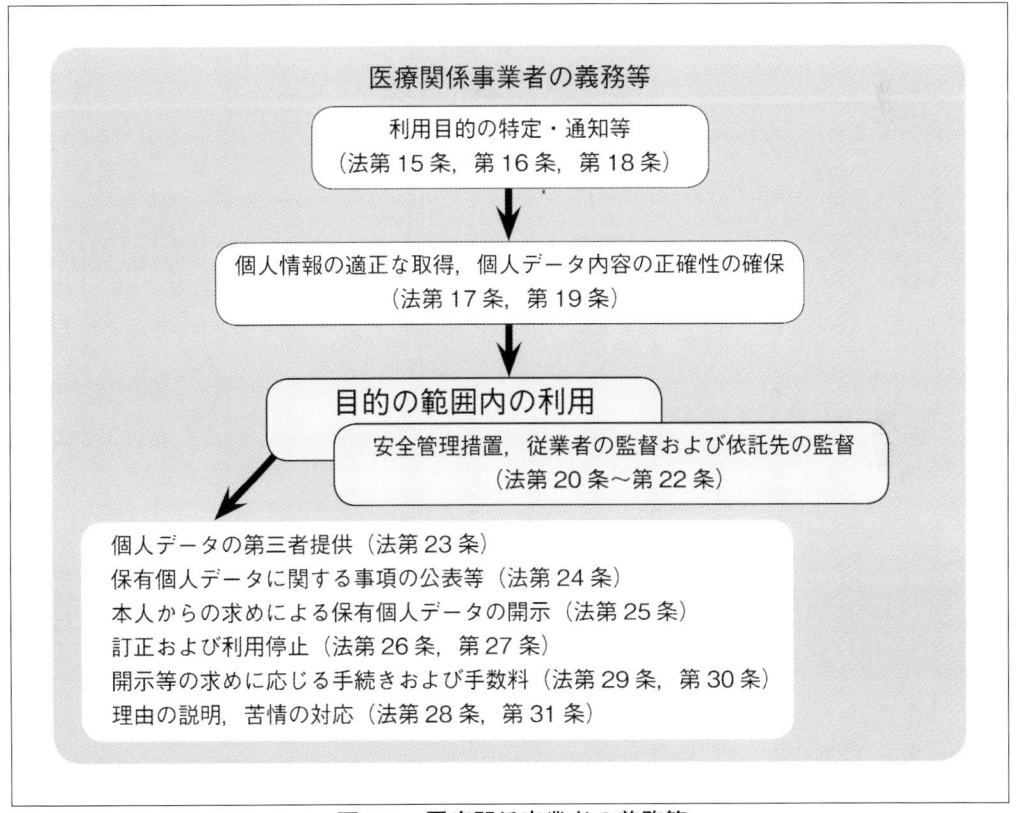

図 7-8　医療関係事業者の義務等

1) 個人情報保護に関する考え方や方針に関する宣言
　①プライバシーポリシーの策定
　②プライバシーステートメントの策定
　③個人情報の取扱に関する明確かつ適正な規定の策定

④対外的に公表

　　　⑤患者利用窓口の設置

　　　⑥患者等から個人情報の取扱い等の要求の場合，当該規則に基づき迅速に情報提供を行う

2）個人情報の利用目的・取得関係に対する対策

　　　①利用目的の特定(法第15条関連)

　　　②利用目的による制限(法第16条関連)

　　　③個人情報の利用範囲を施設内への掲示(院内掲示)(法第15条，第16条関連)

　　　④適正な取得(法第17条関連)

　　　⑤取得に際しての利用目的の通知等(法第18条関連)

3）個人情報に関するリスク分析・評価

4）組織的安全管理措置(法第20条)

　　　①組織体制・責任体制の整備

　　　②規則の策定や安全管理措置の計画立案等の体制

　　　③個人データの取扱い状況を一覧できる手段の整備

　　　④監査，評価，見直し，改善

　　　⑤事故又は違反への対処，予防及び是正処置

　　　⑥報告・連絡体制の整備

5）人的安全管理措置(法第20条)及び従業者の監督・委託先の監督・契約関係の見直し

　　　①雇用契約時及び委託契約時における非開示契約の締結

　　　②従業者(職員・委託職員・理事・顧問等)に対する教育研修の実施

　　　③従業者に対し必要かつ適切な監督をする(法第21条関連)

　　　④受託者に対し必要かつ適切な監督をする(法第22条関連)

　　　⑤委託する場合には契約書の記載内容に注意する(法第22条関連)

6）物理的安全管理措置(法第20条)

　　　①入退室管理の実施

　　　②盗難等の防止措置

　　　③機器・装置等の物理的な保護

7）技術的安全管理措置(法第20条)

　　　①個人データへのアクセスにおける識別と認証

　　　②個人データへのアクセス制御，アクセス権限の管理，アクセスの記録

　　　③個人データを取り扱う情報システムについての不正ソフトウェア対策

　　　④個人データの移送・送信時の対策

　　　⑤個人データを取り扱う情報システムの動作確認時の対策とその監視

8) 保有個人データに関する公表・開示・訂正・利用停止，苦情処理等への対策
　　①保有個人データに関する事項の公表等(法第 24 条関連)
　　②保有個人データの開示(法第 25 条関連)
　　③保有個人データの訂正等(法第 26 条関連)
　　④保有個人データの利用停止等(法第 27 条関連)
　　⑤理由の説明(法第 28 条関連)
　　⑥開示等の求めに応じる手続き(法第 29 条関連)
　　⑦手数料(法第 30 条関連)
　　⑧苦情対応，苦情窓口(法第 31 条関連)
9) 第三者提供への対応(法第 23 条関連)
10) 個人情報保護監査(内部監査，外部監査)の実施
　・**医療・介護関係事業者における個人情報の適切な取扱いのためのガイドライン**(2004/12/24 版)によれば，**別表 2　医療・介護関係事業者の通常の業務で想定される利用目的**では，医療機関等の場合は以下の通り記されている．

(医療機関等の場合)
【患者への医療の提供に必要な利用目的】
〔医療機関等の内部での利用に係る事例〕
　・当該医療機関等が患者等に提供する医療サービス
　・医療保険事務
　・患者に係る医療機関等の管理運営業務のうち，
　　　　入退院等の病棟管理
　　　　会計・経理
　　　　医療事故等の報告
　　　　当該患者の医療サービスの向上
〔他の事業者等への情報提供を伴う事例〕
　・当該医療機関等が患者等に提供する医療サービスのうち，
　　　　他の病院，診療所，助産所，薬局，訪問看護ステーション，介護サービス事業者等との連携
　　　　他の医療機関等からの照会への回答
　　　　患者の診療等に当たり，外部の医師等の意見・助言を求める場合
　　　　検体検査業務の委託その他の業務委託
　　　　家族等への病状説明
　・医療保険事務のうち，
　　　　保険事務の委託

　　　　審査支払機関へのレセプトの提出
　　　　審査支払機関又は保険者からの照会への回答
　・事業者等からの委託を受けて健康診断等を行った場合における，事業者等へのその結果の通知
　・医師賠償責任保険などに係る，医療に関する専門の団体，保険会社等への相談又は届出等

【上記以外の利用目的】
〔医療機関等の内部での利用に係る事例〕
　・医療機関等の管理運営業務のうち，
　　　医療・介護サービスや業務の維持・改善のための基礎資料
　　　医療機関等の内部院内において行われる学生の実習への協力
　　　医療機関等の内部院内において行われる症例研究
〔他の事業者等への情報提供を伴う事例〕
　・医療機関等の管理運営業務のうち，
　　　外部監査機関への情報提供

個人情報

　個人情報とは，個人情報保護法第2条第1項の定義によれば，「個人情報」とは，生存する個人に関する情報であって，当該情報に含まれる氏名，生年月日，その他の記述などにより特定の個人を識別することができるもの(他の情報と容易に照合することができ，それにより特定の個人を識別することができることとなるものを含む.)をいう．

　この個人を特定できる情報(Personally Identifiable Information：PII)とは，特定された，または特定可能な個人に関連する情報である．このような情報には，名前，国，住所，電子メールアドレス，クレジットカード番号，社会保障番号，政府のID番号，IPアドレスなどがある．PIIは個人情報または個人データとも呼ばれる．

　「医療・介護関係事業者における個人情報の適切な取扱いのためのガイドライン[6]」の用語の定義によると，「個人に関する情報」は，氏名，性別，生年月日など個人を識別する情報に限られず，個人の身体，財産，職種，肩書き等の属性に関して，事実，判断，評価を表す全ての情報であり，評価情報，公刊物などによって公にされている情報や，映像，音声による情報も含まれ，暗号化されているか否かを問わない．また，例えば診療所には，患者について客観的な検査をしたデータもあれば，それに対して医師が行った判断や評価も書かれている．これら全体が患者個人に関する情報に当たるものであるが，あわせて，当該診療録を作成した医師の側から見ると，自分が行った判断や評価を書いているものであるので，医師個人に関する情報とも言うことができる．した

がって診療録などに記載されている情報の中には，患者と医師等双方の個人情報という二面性を持っている部分もあることに留意が必要である．なお，死者に関する情報が，同時に，遺族などの生存する個人に関する情報でもある場合には，当該生存する個人に関する情報となる．本指針は，医療・介護関係事業者が保有する医療・介護関係個人情報を対象とするものであり，診療録などの形態に整理されていない場合でも個人情報に該当する．としている．

●医療機関における個人情報の例

　診療録，処方せん，手術記録，助産録，看護記録，検査所見記録，エックス線写真，紹介状，退院した患者に係る入院期間中の診療経過の要約，調剤録，など．

　個人情報には，氏名，生年月日，性別，住所，電話番号など基本情報，戸籍抄本，夫婦兄弟関係などの家族状況の情報，個人の財産や経済状況に関する情報，経歴や身分に関する情報，病歴や障害など心身の状況に関する情報などがある．これらの情報には，医用画像情報などを見ることができる可視的記録媒体やCD，DVD，MOなどでの個人が特定できる記録も個人情報となる．

　個人情報の分類では，ハイリー・センシティブ情報，センシティブ情報，基礎情報に分類することができる．情報の内容から，人格そのものに関わる情報や精神作用の基本に関わる情報，基本的人権を侵害する危険性のあるような情報は，「センシティブ情報またはハイリー・センシティブ情報」といわれる．ハイリー・センシティブ情報とは，医療情報，宗教，政治信条が挙げられ，これは非常に秘匿性の高い情報である．特に医療で扱う既往歴，精神衛生状態，健康状態などの個人の心身状況に関する個人情報はハイリー・センシティブな個人情報に分類されている．また，収集・利用・提供の基本禁止事項として，同意・司法・法令手続きの収集条件が必要とする個人情報として宗教・思想・信条，人権・民族，門地・本籍地，政治的見解，労働組合への加盟，保健医療及び性生活がある．暗黙の了解，無意識提供情報といわれる，意識して提供したつもりはないが，マーケティングデータ等としては活用され得る情報もある．経済産業省の「個人情報保護に関する法律についての経済産業分野を対象とするガイドライン[15]」では，法第23条第2項関連として「オプトアウト」について記載している．個人情報取扱い事業者は，第三者提供におけるオプトアウトを行っている場合には，本人の同意なく，個人データを第三者に提供することができる．「第三者提供におけるオプトアウト」とは，提供に当たりあらかじめ，以下のi.～iv.の情報を，本人に通知し，または本人が容易に知り得る状態に置いておくとともに，本人の求めに応じて第三者への提供を停止することをいう．

　　i．第三者への提供を利用目的とすること．
　　ii．第三者に提供される個人データの項目

　　　　事例1）氏名，住所，電話番号
　　　　事例2）氏名，商品購入履歴
　　iii．第三者への提供の手段又は方法
　　　　事例1）書籍として出版
　　　　事例2）インターネットに掲載
　　　　事例3）プリントアウトして交付等
　　iv．本人の求めに応じて第三者への提供を停止すること．

　第三者提供におけるオプトアウトの事例として・事例1）住宅地図業者(表札や郵便受けを調べて住宅地図を作成し，販売(不特定多数への第三者提供))，・事例2）データベース事業者(ダイレクトメール用の名簿等を作成し，販売)を挙げている．

　IT関連会社などでは，個人の住所，氏名など基本情報の流出事故により1件当たり500円相当の金券などを配布したと新聞などで報道されているが，医療機関で扱う診療情報はハイリー・センシティブ情報であり，これがいったん漏えいした場合に民事訴訟を受け請求される金額は，500円相当ではすまない損害賠償請求を受けることになるといわれている．住所，氏名，電話番号などの基本情報漏洩での判例では，一人当たり1万円から1万5千円程度の損害賠償請求が認められている場合が多く，病歴などのハイリー・センシティブ情報が漏えいした場合の損害賠償請求では，一人当たり1万円から1万5千円程度の金額は下限にもならないといわれる．大量の患者情報が持ち出され公表されてしまい，患者個人または集団から訴訟を受ければ社会的信用の失墜そして経済的負担は医療機関の存亡にかかわることになる．このことからも医療機関では患者情報漏えい防止のために，存亡をかけて組織をあげて真剣に取り組まなければならないであろう．

● OECD 8 原則

　国際的な情報化が進む中で，各国の法制度に差があると各国間の経済・情報の流通に支障をきたしてしまう．また，IT社会の進展にともない，個人情報やプライバシーの保護に関する社会的要請が強まり，それに対して新たな法整備をする際の国際的なガイドラインとしてOECD 8原則が提唱された．そしてこのOECD 8原則は，個人情報の保護に関する世界的な基準となっている．この基準をもとに，アメリカでは「TRUSTe認証基準[14]」が作られ，日本ではJISQ 15001[2]が制定され，個人情報保護法にも取り入れられた．OECD 8原則は以下の通りである．

①収集制限の原則：個人データの収集には，制限を設けるべきである，いかなる個人
　　　　　　　　データも適法かつ公正な手段によって，かつ適当な場合にはデータ
　　　　　　　　主体に知らしめ又はデータ主体に同意を得た上で収集されるべきで
　　　　　　　　ある．

②データ内容の原則：個人データは，その利用目的に沿ったものであるべきであり，かつ利用目的に必要な範囲内で正確，完全であり，最新なものに保たれなければならない．

③目的明確化の原則：個人データの収集目的は，事前に明確化されなければならず，その後のデータ利用は，収集後の利用にも矛盾しないで，かつ目的の変更毎に明確化された他の目的の達成に限定される．

④利用制限の原則：個人データは明確化された目的以外に利用してはならない．ただしデータ主体の同意が有る場合，又は法律の規定による場合はこの限りではない．

⑤安全保護の原則：個人データは紛失，不正アクセス，破壊，使用，修正，開示等の危険に対し，合理的な安全保護措置により保護されなければならない．

⑥公開の原則：個人データの開発，運用及び政策については，一般的な公開の政策が取られなければならない．個人データの存在，性質及びその主要な利用目的とともにデータ管理者の識別，通常の住所をはっきりさせるための手段が容易に利用できなければならない．

⑦個人参加の原則：個人は次の権利を有する．
 (a) データ管理者が自己に関するデータを有しているか否かについて，データ管理者又はその他の者から確認を得ること．
 (b) 自己に関するデータを，合理的な期間内に，もし必要なら，過度にならない費用で，合理的な方法で，かつ，自己にわかりやすい形で，自己に知らしめられること．
 (c) 上記(a)及び(b)の要求が拒否された場合には，その理由が与えられること及びそのような拒否に対して異議を申立てることができること．
 (d) 自己に関するデータに対して異議申し立てること，及びその意義が認められた場合には，そのデータを消去，修正，完全化，補正させること．

⑧責任の原則：データ管理者は，以上の原則を実施するための措置にしたがう責任を有する．

医療における個人情報保護法の概要とその特徴

政府は2004年4月2日，「個人情報の保護に関する基本方針[7]」（以下「基本方針」という．）を固めた．基本方針の中で政府は，「個人情報保護法は，個人情報を取り扱う上で各業界に共通する必要最小限のルールであり，各省庁が所轄する分野ごとの実情に応じたガイドライン策定，見直しが必要だ」とし，特に，医療，金融，通信などの業種

ではより厳格な取扱いが求められるとした．すなわち医療分野は，個人情報の性質や利用方法等から，特に適正な取扱いの厳格な実施を確保する必要がある分野の1つであると指摘されており，各医療機関等では積極的な対策を求められている．個人情報を取扱う医療機関では，個人情報保護に関する考え方や方針及び個人情報に関する明確かつ適正な規則を策定し，それらを対外的に公表すること，情報の持ち出し防止策をはじめ管理体制を整備すること，従業員の教育を徹底することなどを挙げている．

厚生労働省では，「医療・介護関係事業者おける個人情報の適切な取扱のためのガイドライン」の作成を行い，2004年12月9日に，パブリックコメントを反映した「医療・介護関係事業者おける個人情報の適切な取扱いのためのガイドライン(案)」を公表した．12月24日には一部変更され，(案)が削除されたガイドラインが公表された．その中の 資料3 の「2医療機関等における個人情報の取扱いに係る課題」では，医療分野の個人情報が基本方針等において，特に適正な取扱いの厳格な実施を確保する必要があるとされ，いわゆる個人情報保護法第6条3項措置の検討が求められている具体的な理由については概ね，(1) 安全管理に関する問題，(2) 自己情報のコントロールに関する問題，(3) 死者の情報，が考えられるとしている．

(1) 安全管理に関する問題
・医療分野に関する個人情報の漏えい，不当な利用などにより，個人の権利利益が侵害された場合には，他の分野の情報に比べ被害者の苦痛が大きく，権利回復の困難さも大きいため，医療分野の個人情報については，安全管理のため格別な措置が必要ではないか，とし下記について記述されている．
　①刑法，各資格法等における守秘義務規定
　②個人情報保護法に基づく安全管理措置及び委託先の監督
　③小規模事業者への適用

(2) 自己情報のコントロールに関する問題
・個人情報保護法第25条では，医療機関等は本人から診療情報の開示を求められた場合は遅滞なく書面の交付等の方法により開示を行うこととされている．また「診療情報の提供等に関する指針」において「開示の可否については医療機関内に設置する検討委員会で検討した上で決定すること」，「文書で理由を示すこと」，「苦情処理の体制についても併せて説明すること」と定められている．
　①診療録等の開示
　②開示・不開示の判断の妥当性の客観的評価
　③保有個人データの訂正や利用停止等

(3) 死者の情報
　遺族への開示，死者の情報の保護

医療における個人情報のセキュリティ対策

　診療，治療の場で扱う情報は，ほとんどが患者自身の個人情報である．

　紙カルテから電子カルテ，また画像ファイリングシステムなどへとIT化が進み，現段階でこれらの電子化されたシステムは益々利便性がよくなってきている．しかし現状のシステムは情報流失が起き易い状況にあり情報セキュリティのシステムとしては不備が有ると言わざるを得ない．情報流失はIT化が進む一方で，コピーが簡単にできてしまい一度に大量の情報の盗難，そして短時間に流出が起きる可能性が有り情報の回収も不可能である．さらに発見が遅れるとともに犯人を特定するのも難しいという特徴がある．IT関連企業などにおける情報流出でも問題になっているが，情報流出の最大の原因は内部犯行となっており情報セキュリティ・マネジメントシステムの構築が必要である．

　2005年4月に個人情報保護法が施行され，日本国民が個人情報保護法遵守をしなければならなくなった．職員の個人情報も含め，患者，患者家族の個人情報に対するセキュリティ対策を行なうことになる．このため医療の場では，診療放射線技師や，医師，看護師などの資格職種のみならず，事務員等の職員，非常勤職員，委託職員，関連業者も含めて，これらの従業員が患者の個人情報保護に努めなければならない．倫理教育を含め，情報セキュリティの重要性の教育の実施，個人情報保護に関する考え方や方針(プライバシーポリシー，プライバシーステートメントなど)を作成し従業員への周知徹底を実施しなければならない．また，プライバシーポリシーやプライバシーステートメント，規定等の定期的見直し，教育・訓練，内部監査の実施，是正及び予防対策などを継続的に運用しなければならない．形骸化防止，継続的改善，有効性向上のための対策として，プライバシーマーク(P-マーク)認定制度，または情報セキュリティ対策としてのISMS適合性評価制度やBS 7799規格認証審査制度などのマネジメントシステムツールを活用し体制の構築・運用を行う方法がある．2005年4月から施行された個人情報保護法にあわせ，対策に取り組む医療機関が増えてきている．

・プライバシーポリシーとプライバシーステートメントの策定

　プライバシーポリシーとは，個人情報保護に関し個人情報を取り扱うにあたっての考え方や，方針，内部体制，並びに実施要領などによって構成される．経営者が作成しその医療機関の個人情報保護に対する一連の取組みを明らかにしたものである．考え方だけを明らかにするのではなく，各種の規定や細則並びに手順書やマニュアルまで含まれる．また一般の人が入手可能な措置を講じる必要がある(ホームページやパンフレットへの掲載など)．プライバシーステートメントとは，患者・利用者に対して個人情報の収集，活用，及び管理方法について通知するための声明文である．プライバシーポリ

シーを前提に作成される.
プライバシーポリシーの内容には下記の事項が含まれる.
　①医療機関の事業の内容及び規模を考慮した適切な個人情報の取り扱いに関すること
　　・取得する個人情報の利用目的について
　　・本人の同意なく第三者提供する場合について
　　・共同利用する場合について
　　・保有個人データに関すること
　　・開示等の求めに応じる手続きに関すること
　　・問い合わせ及び苦情の受付窓口に関すること
　②個人情報の保護に関する法律を遵守すること
　③個人情報の安全管理措置に関すること
　④コンプライアンス・プログラムの継続的改善に関すること

個人情報保護に関するコンプライアンス・プログラムの要求事項(JIS Q 15001)[2]

「個人情報保護に関するコンプライアンス・プログラムの要求事項」の規格は,ISO 9001と共通のマネジメントシステム原則を採用している.このマネジメントシステム原則の趣旨は,方針を作成し,それに基づき計画し,実施し,監査し,及び見直しをスパイラル的に継続することによって,事業所の管理能力を高めていくことにある.

JIS Q 15001の構成
　4.1：一般要求事項
　4.2：個人情報保護方針
　4.3：計画
　　　　個人情報の特定,法令及びその他の規範,内部規程,計画書
　4.4：実施及び運用
　　　　体制及び責任,個人情報の収集に関する措置,個人情報の利用及び提供に関する措置,個人情報の適正管理義務,個人情報に関する情報主体の権利,教育,苦情及び相談,コンプライアンス・プログラム文書,文書管理
　4.5：監査
　4.6：事業者の代表者による見直し

　個人情報保護対策のための第1のツールとしては**プライバシーマーク認定制度**[11]がある.JIS Q 15001(個人情報保護に関するコンプライアンス・プログラムの要求事項)に基づいて個人情報の適切な保護のための体制を整備している事業者に対して,その申請に基づき審査を行い,認定の旨を示すプライバシーマークの付与を行うプライバシーマーク認定制度である.このJISQ 15001では,個人情報保護法の遵守が目的であり,

医療機関では診療情報開示等の自己情報のコントロール権等を明確にし，また患者の個人情報保護を目的としたセキュリティツールでもある．JIS Q 15001 は，OECD 8 原則のすべてが網羅されている．しかし ISMS 認証基準は，適用範囲の決定により情報セキュリティの範囲が決定されることになるが，個人情報に関する OECD 8 原則のうち，2．データ内容の原則，5．安全保護の原則，8．責任の原則に対応できるが，個人情報保護法をカバーするツールではない．ISMS 認証基準も法的要求事項を遵守することは当然ではあるが，OECD 8 原則のうち，1．収集制限の原則，3．目的明確化の原則，4．利用制限の原則，6．公開の原則，7．個人参加の原則からの，個人情報保護法の個人情報取扱事業者の義務である，「利用目的を通知・公表に関すること」，「適性かつ公正な収集に関すること」，「利用目的以外には利用しないこと」，「目的外利用の際には同意を得ること」，「個人情報の開示・訂正・利用停止に関すること」等々で，ISMS 認証基準ではカバーできない．しかし情報セキュリティのためには最良な認証基準であり，優れた運用ツールであるため ISMS 認証基準と JISQ 15001 の両活用が望ましい．

● 医療機関の認定指針　Ver.1.02[8]

　財団法人　日本情報処理開発協会では，2002 年 10 月に個人情報保護に関するコンプライアンス・プログラム(JIS　Q　15001)医療機関の認定指針　Ver.1.02 を作成した．JIS Q 15001 の要求事項の原文を医療機関に適合させる場合，解釈が難しいがこの医療機関の認定指針　Ver.1.02 は，要求事項を医療機関としての解釈が記載されている．医療機関において第三者評価としてプライバシーマークの付与を受けるためには，医療機関の認定付与機関である財団法人　医療情報システム開発センター(MEDIS-DC)[10] の審査を受け，認定されれば財団法人　日本情報処理開発協会(JIPDEC)[9] からプライバシーマークの付与を受けることができる．

・適用範囲(プライバシーマーク認定制度[11] と ISMS 適合性評価制度[12] との違い)

　ISMS 認証制度の場合，認証希望医療機関が，その組織の経済性や組織体制に応じて任意に，組織的単位，機能的境界，物理的な境界により適用範囲を選定することができることが特徴である．プライバシーマーク認定制度は，事業所単位での取得が基本である．

　プライバシーマーク認定希望医療機関の場合では，個人情報の保護のためには患者や従業員の個人情報に何らかの形で関与する部門すべてを対象とし，さらに扱っている患者や従業員の個人情報データベースすべてを対象としなければならない．特に医療機関で扱う個人情報では患者情報がほとんどで，常に施設内で多くの従業員が患者の個人情報を扱い，患者の個人情報が移動している．このため事業所単位での取得が基本となる．

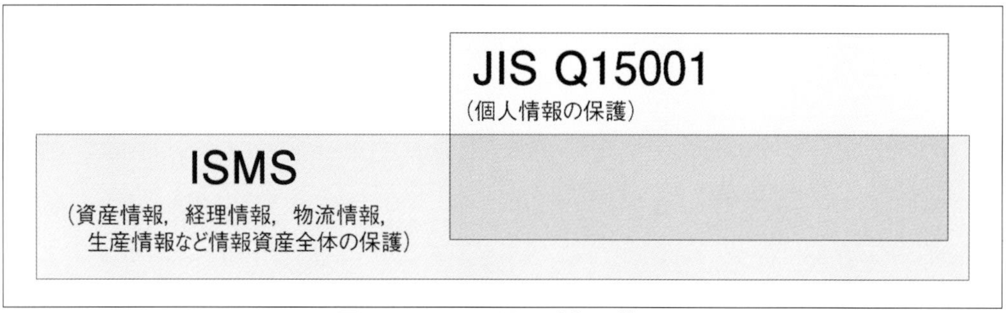

図 7-9　認証取得の情報の範囲

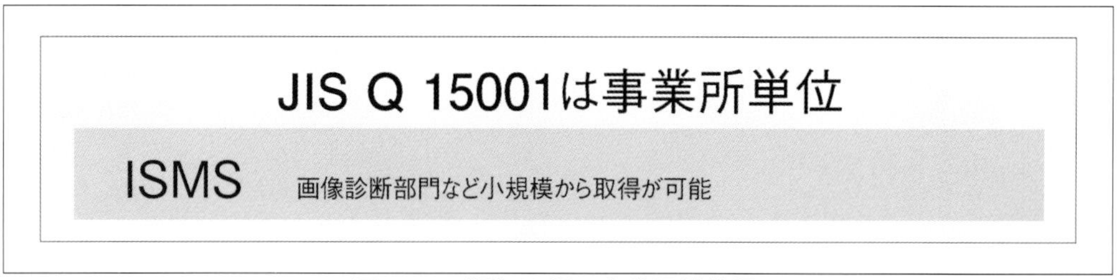

図 7-10　認証取得の事業規模範囲

法令遵守

　2005年4月から個人情報保護法が施行されたが，患者情報が外部に漏れ，患者から訴訟を受けることで受ける損害は計り知れない．診療放射線技師，医師，看護師などの職種では，すでに「秘密を守る義務」が法令化されており実施されてきている．診療放射線技師法においても，「(秘密を守る義務)第29条　診療放射線技師は，正当な理由なく，その業務上知り得た人の秘密を漏らしてはならない[13]．診療放射線技師でなくなった後においても，同様とする」と謳われており診療放射線技師としての遵守事項となっている．

　刑法134条「秘密漏示」では，医師，薬剤師，医薬品販業者，助産婦，弁護士，弁護人，公証人又はこれらの職にあった者が，正当な理由がないのに，その業務上取り扱ったことについて知り得た人の秘密を漏らしたときは，6月以下の懲役又は10万円以下の罰金に処する．とされている．また，労働安全衛生法104条「健康診断に関する秘密の保持」，医療法72条「秘密の漏排」，保健師助産師看護師法42条2「守秘義務」で秘密の漏洩防止を遵守している．

　その他，「秘密を守る義務」として，国家公務員法100条，地方公務員法34条，救急救命士法47条，臨床検査技師，衛生検査技師等に関する法律19条，理学療法士及び作業療法士法16条，歯科技工士法20条の2がある．

　すでに病院や診療所では，院内での守秘義務の制定や，秘密を守ることの職業倫理

(医師の倫理, 看護の倫理など), 行動規範, ヒポクラテスの誓いなどの取入れを行っている施設も多い.

その他

●医療の場での事例

1. 平成11年に, 某県立医大付属病院から患者1,700名分の診療情報が流出した. その中の死亡した患者の診療録などがホームページに掲載された.
2. 平成15年に, 某市民病院で約15人分の患者の病名や, 職員約400人の給与額などが記載された内部文書が流出.
3. 平成15年に, 某県立病院で患者の病名など約240人分の情報がネット上に流出. 薬剤師が自身のホームページに掲載. 告知を受け入れていないがん患者の情報が数十人分含まれていた.
4. 平成15年に, 某国立病院機構病院で, そこのデータシステムの保守を委託する企業が約3,000人分の患者データが入ったパソコンを紛失.
5. 平成15年に, 某県立病院が入院カルテ100人分の紛失発覚を発表した.
6. 平成16年に, 大学病院において助手や研修医が指導する学生に, 入院患者の電子カルテのパスワードを教えていた事実を大学が発表した.
7. 平成16年に, 某県立病院で, 約7,500人分の患者らの個人情報の入ったノートパソコンの盗難を発表.
8. 平成16年に, 某市立病院で患者約2,500人分の個人情報が入った病院のパソコン5台が盗まれた.
9. 平成16年に, 某赤十字病院で患者の名前が入った数百人分の病理組織標本が医療廃棄物として適正処理されずに流出. リサイクル会社が回収した資源ゴミに混入した.
10. 平成16年に, 某市立市民病院で心臓疾患の患者約50人の病状などを, 患者の同意を得ずに病院ホームページに掲載.
11. 平成16年に, 某病院で市内のゴミ収集所で, 患者の名前や病歴が記されたレセプトの下書き約150人分が見つかった. 自宅に持ち帰った職員がゴミと一緒に捨てていた.
12. 平成16年に, 某県立厚生病院で患者名を記した封筒にエックス線フィルムを入れたまま産廃処分業者に渡していた. 同業者がトラックで搬送中, 荷台から約400枚が落ちて発覚.

過去においてはエックス線フィルムなどの画像情報を持ち出すことが厄介であり, 大量に持ち出すことも難しい状況であった. しかし現在は画像情報もCD, MOなどの記

録媒体で簡単に大量のデータを満ちだすことが可能となっている．便利になった反面，情報漏えいがあまりにも簡単に大量に起きてしまうのである．秘密鍵方式などマシンに実装することは可能であろうが，現実的に，運用の不便さ，経費，無駄に時間を浪費するなどの点で，これらの対策により機密性を確保するのは難しい．

　セキュリティをかければ使用に制限がかかり，使い勝手が悪くなる．このため利用の制限を妨げることなくセキュリティができる方法を考えることができれば最善ではある．しかしセキュリティと使い勝手は二律背反することでありバランスを考えながらセキュリティ対策を採らざるを得ない．

　パソコンを操作する者の基本的心得として，従業員の業務における遵守事項として，また基本的約束事項として，まずは作業を開始する者は，必ずID，パスワードを入力する．作業を終了した場合，また作業場所から離れる場合は，必ずログアウト，スクリーンセーバをかけるなど，他人に入力を許可しないようにしなければならない．

　CT，MRなども電源投入時には，ID，パスワードの入力により機器が動くが，担当者がその場所から離れた場合には，その装置を操作し，情報に不正アクセス，情報破壊，情報取得などをする危険性がある．現状では，このような問題でマスコミをにぎわせたことはないが，上記に示した医療の場での事故が発生している．

　患者情報，画像情報のプリントアウト，CDへの書込み，データ転送など医療情報の利便性を高めるシステムを構築することで，これらの情報が診療放射線技師や医師等が自由に利用できるようになってきている．情報セキュリティ強化をするあまり良質な診療の妨げや学会，研究発表時のプレゼンテーション資料の作成の妨げとなり学問・医学研究の妨げになってはならない．利便性確保と情報セキュリティのリスク対策のためにISMS適合性評価制度及びプライバシーマーク認定制度への取組みを行うことを望む．

参 考 文 献

1) 民間部門における電子計算処理に係る個人情報の保護に関するガイドライン．
   http://www.gip.jipdec.or.jp/policy/infopoli/privacy.html
2) 個人情報保護に関するコンプライアンス・プログラム要求事項（JIS Q 15001）．
   http://privacymark.jp/ref/jisq 15001.html
3) 個人情報の保護に関する法律案　http://www.jbpa.or.jp/kojinjoho-shusei-ho.htm
4) 個人情報の保護に関する法律　http://www.kantei.go.jp/jp/it/privacy/houseika/hourituan/
5) 個人情報の保護に関する法律施行令（平成 15 年 12 月 10 日政令第 507 号）
   http://www 5.cao.go.jp/seikatsu/kojin/index.html
6) 医療・介護関係事業者における個人情報の適切な取扱いのためのガイドライン等について．
   http://www.mhlw.go.jp/houdou/2004/12/h 1227-6.html
7) 個人情報の保護に関する基本方針平成 16 年 4 月 2 日　http://www 5.cao.go.jp/seikatsu/kojin/kihonhousin-kakugikettei.pdf
8) 個人情報保護に関するコンプライアンス・プログラム（JIS Q 15001）．医療機関の認定指針 Ver.1.02　http://privacy.medis.jp/file/shisin 030917.pdf
9) 財団法人日本情報処理開発協会（JIPDEC）http://www.jipdec.jp/
10) 財団法人医療情報システム開発センター（MEDIS-DC）http://www.medis.or.jp/
11) 保健医療分野のプライバシーマーク認定制度　http://privacy.medis.jp/
12) 情報セキュリティマネジメントシステム ISMS 適合性評価制度　http://www.isms.jipdec.jp/
13) 診療放射線技師法(秘密を守る義務)第 29 条：医療放射線防護関係法令集　アイソトープ法令集．日本アイソトープ協会，2001．http://www.mhlw.go.jp/shingi/2004/06/s 0623-15 p.html
14) TRUSTe　http://www.truste.org/
15) 個人情報の保護に関する法律についての経済産業分野を対象とするガイドライン
    （平成 16 年 10 月 22 日厚生労働省経済産業省告示）
    http://www.meti.go.jp/policy/it_policy/privacy/privacy.htm

略 語 集

AAPM 【American Association of Physicists in Medical】
米国医学物理会．

ACR-NEMA 【American College of Radiology National Electrical Manufacturers Association】
米国放射線学会と北米電気機器工業会が設立した委員会および規格名称．

ADSL 【Asymmetric Digital Subscriber Line】
電話回線を利用して，数Mから十数Mbpsの高速データ通信を可能にする通信方式．

AE 【Application Entity】
OSIにおいて，応用プロセスのOSI通信機能を含む部分．

AES 【Advanced Encryption Standard】
米国の標準暗号化技術．

AMA 【American Medical Association】
アメリカ医学会．

ASCII 【American Standard Code for Information Interchange】
ISO 646で定義された7ビット情報交換用米国標準コード．

ASP 【Application Service Provider】
ビジネス用アプリケーションソフトをインターネット経由で利用する仕組みを顧客にレンタルする事業者．

ATM 【Asynchronous Transfer Mode】
非同期転送モード．

BASIC 【Beginners' All-purpose Symbolic Instruction Code】
主に8bitパソコンで普及していたプログラミング言語．

BMP 【Bit MAP】
Windowsが標準でサポートしている画像形式のこと．無圧縮で画像を保存するため，ファイルサイズが大きくなる．

CA 【Certificate Authority】
「認証局」の略．電子商取引などで使われる電子的な身分証明書を発行する機関．

CD-R 【Compact Disk Recordable】
データを一度だけ書き込めるCDで，一度書き込んだデータは消去でき

ない．容量は 640 MB と 700 MB の 2 種類が主流である．

CD-ROM 【Compact Disk, Read Only Memory】
コンパクトディスクを記憶媒体として使ったもの．約 600 MB の情報を蓄えられる．ROM (読み取り専用メモリ) のため，書き込みはできない．

CD-RW 【Compact Disk-ReWritable】
相変化記録方式の技術を利用して，消去，書き換えができるようにした CD メディア．

CPI 【Consistent Presentation of Images】
画像表示の一貫性確保．

CRT 【Cathode Ray Tube】
映像を表示するためのデバイス．ブラウン管．

CSMA/CD 【Carrier Sense Multiple Access with Collision Detection】
LAN 媒体における通信モデルの一つ．複数のノードが衝突を起こさずに通信するための方法．

CTN 【Central Test Node】
Unix 系 DICOM サーバソフト．

DAS 【Direct Attached Storage】
各ハードウェアを直接接続したストレージ (SCSI など)．

DES 【Data Encryption Standard】
1970 年代に米国商務省で制定された秘密キー暗号システム．

DHT 【Define Huffman Table】
ハフマン・テーブル定義．

DICOM 【Digital Imaging and Communications in Medicine】
Digital Imaging and COmmunications in Medicine の頭文字．医用画像の画像規格及び通信プロトコルを決める全世界共通仕様．

DIMSE 【DICOM Message Service Element】
DICOM メッセージサービス要素．

DLT 【Digital Linear Tape】
磁気テープを利用した大容量記憶装置の一つ．DAT に比べ，テープおよびドライブともに高価だが，その分，記憶容量やデータ転送速度，信頼性，耐久性などが高い．

DNS 【Domain Name System】
インターネット上のホスト名と IP アドレスを対応させるシステム．

DQT 【Define Quantization Table】

量子化テーブルの定義．

DVD 【Digital Versatile (Video) Disk】
片面一層で 4.7 GB の記憶容量をもつデジタル・ディスクの統一規格の略称．

DXF 【Data eXchange Format】
データ交換フォーマット．異機種の間で CAD データをやり取りする際の標準的なファイル形式．

EHR 【Electric Health Record】
電子的医療記録．

EMR 【Electronic Medical Record】
電子的医療記録．

FDA 【Food and Drug Administration】
食品医薬品局(アメリカ合衆国)で食料品，医薬品，化粧品の検査や取り締まり，認可などを行う．

FDDI 【Fiber-Distributed Data Interface】
光ファイバを伝送媒体に用いたネットワーク．

FTP 【File Transfer Protocol】
ネットワーク上のクライアントとホストコンピュータとの間で，ファイルの転送を行うためのプロトコル．

GIF 【Graphics Interchange Format】
256 色までの画像を保存することができる画像形式．イラストやアイコンなどの保存に向いている．

GPKI 【Government Public Key Infrastructure】
政府認証基盤のこと．日本政府が運用する，公開鍵暗号による電子署名を利用するための認証基盤．

GSDF 【Grayscale Standard Display Function】
グレースケール標準表示関数．医療用デジタル画像ネットワークの標準規格である DICOM の Part 14 で規定された人間の視覚特性を基にしたグレースケールの標準表示関数．

GSPS 【Grayscale Softcopy Presentation State】
グレースケール表示状態情報．

GUI 【Graphical User Interface】
アイコンやウィンドウなどの画像を使用し，マウスなどのオペレーションを行うユーザインターフェイスの総称．

HIMSS	【Health Information Management System Society】 米国医療情報・管理システム学会.
HIPAA	【Health Insurance Portability and Accountability Act】 医療保険の携行性と責任に関する法律　患者に患者自身のカルテの閲覧をより可能にし，個人を特定可能な健康状態に関する情報の使用方法に対する管理を強化する米国の法律.
HIS	【Hospital Information System】 病院情報システムのこと．一般に自動受付システム，電子カルテシステム，入退院管理システム，医事会計システム，薬局管理システムなどの広範囲なシステムが含まれる.
HL-7	【Health Level 7】 医療情報交換のための標準規約（プロトコル）で，患者管理，オーダー，照会，財務，検査報告，マスターファイル，情報管理，予約，患者紹介，患者ケアなどの情報交換を取り扱う.
HTML	【HyperText Markup Language】 ウェブページを記述する書式のこと．HTMLという書式で記述された文書ファイルをインターネットブラウザソフトで読むことでウェブページとして閲覧することができる．単語，文章，画像にリンクを持たせ，クリックすることで関連項目を表示できるのが最大の特徴.
HTTP	【HyperText Transfer Protocol】 Webページでのクライアント，サーバ間の通信プロトコル．HTMLで記述されたファイルをこのプロトコルで読み出す.
ICD	【International Statistical Classification of Diseases and Related Health Problems】 疾病及び関連保健問題の国際統計分類.
IE	【Information Entity】 情報実体.
IE	【Internet Explorer】 マイクロソフト社のHTMLの閲覧に用いるインターネットブラウザソフト.
IEEE	【Institute of Electrical and Electronics Engineers】 電気電子学会のこと．電気・電子分野における世界最大の学会.
IHE-J	【Integrating the Healthcare Enterprise Japan】 医療情報の円滑な連携を可能とするための，規格の使い方を提案してい

るガイドライン．

IOD 【Information Object Definition】
情報オブジェクト定義　IODモジュールは，いくつかの論理実態IE (Information Entity) モジュールからできている．

IP 【Internet Protocol】
TCP/IPプロトコルにおける，ネットワーク層のプロトコル．

ISDN 【Integrated Services Digital Network】
デジタル回線による電話サービスで，安定したデータ転送が可能．

ISMS 【Information Security Management System】
企業などの組織が情報を適切に管理し，機密を守るための包括的な枠組み　コンピュータシステムのセキュリティ対策だけでなく，情報を扱う際の基本的な方針（セキュリティポリシー）や，それに基づいた具体的な計画，計画の実施・運用，一定期間ごとの方針・計画の見直しまで含めた，トータルなリスクマネジメント体系のことを指す．

ISO 【International Organization for Standardization】
国際標準化機構のこと．電気分野を除く工業分野の国際的な標準規格を策定するための民間の非営利団体．

JAHIS 【Japan Association of Health Information System Industry】
保健医療福祉情報システム工業会．

JAMI 【Japan Association of Medical Informatics】
日本医療情報学会．

JAMIT 【Japanese Society of Medical Imaging Technology】
日本医用画像工学会．

JIRA 【Japan Industries Association of Radiological Systems】
日本画像医療システム工業会．

JIS 【Japan Industrial Standard】
日本工業規格．

JND 【Just Noticeable Difference】
ある観察条件において，平均的人間観察者が最小識別可能である与えられたターゲットの輝度の差を示す．

JPEG 【Joint Photographic Experts Group】
データサイズを1/10～1/100程度に圧縮できる画像形式．

LAN 【Local Area Network】
社内や学校内（ローカル）など，限定された場所でのコンピュータネッ

トワーク．

LCD 【Liquid Crystal Display】
液晶ディスプレイ．

MAC address 【Media Access Control address】
Ethernet カードなどに固有で付けられている物理アドレス．

Mb 【Megabit】
1 Mbit＝1,000,000 bit．

MB 【Megabyte】
1 MB＝1,024 KB．

MEDIC-DC 【The Medical Information System Development Center】
医療情報システム開発センター．

MEDLINE 【Medical Literature Analysis and Retrieval System On-Line】
オンライン医学文学分析および検索システム．

MIDS 【Medical Image Database Server】
医療画像データベース・サーバー．

MML 【Medical Markup Language】
XML ベースの診療データ記述言語．

MOD 【Magneto-Optical Disk】
光磁気ディスク．

MP3 【MPEG Audio Layer-3】
音声を圧縮・再生する形式の一つ．オーディオ CD 並の音質を保ったままデータ量を約 1/10 に圧縮することができる．

MPEG 【Motion Picture Expert Group】
動画を圧縮する形式．MPEG 1, MPEG 2, MPEG 4 がある．DVD ビデオに適用されている MPEG 2 は 720×480 ドットの画像を 1 秒間に 30 コマ表示する．

MPPS 【Modality Performed Procedure Step】
モダリティ実施済手続きステップ：モダリティによる検査の実施状況を RIS に伝える仕様のこと．

MTBF 【Mean Time Between Failure】
コンピュータシステムが故障してから次に故障するまでの平均時間．

MTTR 【Mean Time To Repair】
故障したコンピュータシステムの復旧にかかる時間の平均．

MWM 【Modality Worklist Management】

モダリティワークリスト管理：検査を行う前に，モダリティからRISに問い合わせを行い，ワークリストを取得する操作を管理するDICOM仕様のこと．

NAS　【Network Attached Storage】
ネットワークに直接接続する形式のストレージ装置．

NIC　【Network Interface Card】
パソコンなどをネットワーク（LAN）に接続するための拡張カード．

NTSC　【National Television Standards Committee】
地上波アナログカラーテレビ放送の方式を策定するアメリカの標準化委員会．

NVRAM　【Non Volatile RAM】
不揮発性のRAM（フラッシュメモリ等）．

OC　【Optical Carrier】
光伝送．

OCR　【Optical Character Reader】
光学文字読取装置．

OD　【Optical Disk】
データの読み書きにレーザー光を利用する記憶媒体のこと．CDやDVD，PDなどが代表的．

OS　【Operating Systems】
オペレーション・システム：パソコンを動かすための基本ソフト（Windows，UNIXなど）．

OSI　【Open Systems Interconnection】
開放型システム間相互接続：データ通信を実現するためのネットワーク構造の規格．

PACS　【Picture Archiving and Communication System】
画像管理システム．

PIR　【Patient Information Reconciliation】
患者情報の整合性確保．

PKI　【Public Key Infrastructure】
公開鍵基盤．公開鍵暗号技術と電子署名を使って，インターネットで安全な通信ができるようにするための環境のこと．

PPP　【Point to Point Protocol】
2点間接続プロトコル．

QA	【Quality Assurance】	

QA 【Quality Assurance】
品質保証．

QC 【Quality Control】
品質管理．

QoS 【Quality of Service】
ネットワークの通信品質を制御するための技術やそのサービスの総称．

RAD 【Rapid Application Development】
ソフトウェア開発技法のこと．プロトタイプと呼ばれるシステムの完成イメージを何度も制作，評価し，プロトタイプを次第に完成品に近づけていく手法．

RAID 【Redundant Array of Inexpensive Disks】
ハードディスクなどの記憶装置を複数台用いてアクセスを分散させることにより，高速，大容量で信頼性の高いディスク装置を実現するための技術．

RAM 【Random Access Memory】
任意に読み書きすることが可能な半導体メモリのこと．電源を切ってしまうとデータが消えてしまう記憶装置．

RF 【Radio Frequency】
無線周波数．

RFP 【Request For Proposal】
提案依頼書．

RIS 【Radiology Information System】
放射線情報システム．

RLE 【Run Length Encoding】
Run Length Encoded と呼ばれる方法で圧縮されたデータファイル．

RSNA 【Radiological Society of North America】
北米放射線学会．

RSVP 【Resource reSerVation Protocol】
ネットワーク上で送信先までの帯域を予約し，通信品質を確保するプロトコル．

SAN 【Storage Area Network】
外部記憶装置間および記憶装置とコンピュータの間を結ぶ高速なネットワーク．

SC 【Secondary Capture】

セカンダリキャプチャ．

SCP 【Service Class Provider】
サービスクラスプロバイダのこと．操作の実行および通知の発行を行うDICOMアプリケーション実体を指す．一般のクライアント・サーバシステム中のサーバに相当する．

SCSI 【Small-Computer System Interfaces】
外付けのハードディスクやMO，CD-Rドライブなどの周辺機器を接続する際の接続規格．

SCU 【Service Class User】
サービスクラスユーザのこと．サービスクラスユーザは，操作の発行および通知の実行を行うDICOMアプリケーション実体を指す．一般のクライアント・サーバシステム中のクライアントに相当する．

SI 【System Integration】
顧客の業務内容を分析し，問題に合わせた情報システムの企画，構築，運用などの業務を一括して請け負う業者のこと．

SMTP 【Simple Mail Transport Protocol】
電子メールを送信するためのプロトコル．

SNMP 【Simple Network Management Protocol】
TCP/IPネットワークにおいて，ルータやコンピュータ，端末など，ネットワークに接続された通信機器をネットワーク経由で監視・制御するためのプロトコル．

SOP 【Service Object Pair】
1つの関連IODモジュールといくつかのDIMSEメッセージからできている．

SQL 【Structured Query Language】
IBM社が開発したリレーショナルデータベースの操作に使用するデータベース操作用言語．

SSL 【Secure Sockets Layer】
Netscape Communications社が提唱するセキュリティ機能の付加されたHTTPプロトコル．

SWF 【Scheduled Work Flow】
通常運用のワークフロー．

TCP 【Transmission Control Protocol】
TCP/IPプロトコルにおける，トランスポート層のプロトコルのこと．

2つのノード上のプロセス（アプリケーション）間で，信頼性のあるセッション指向の通信を行う．

TCP/IP 【Transmission Control Protocol/Internet Protocol】
インターネットやイントラネットで標準的に使われるプロトコル．

TFT 【Thin Film Transistor】
薄膜トランジスタのこと．液晶の方式の一つで，薄膜状のトランジスタを利用したもの．

TLS 【Transport Layer Security】
インターネット上で情報を暗号化して送受信するプロトコル．

UID 【Unique Identifier】
数字とピリオドのみから構成される文字列で，数字の先頭には0を使用できない．UID文字列の最大の長さは64文字で，国・地域，場所，メーカ，設備などの諸要素から唯一性を保証しなければならない．

UMIN 【Universityhospital Medical Information Network】
大学医療情報ネットワーク．

UML 【Unified Modeling Language】
オブジェクト指向のソフトウェア開発における，プログラム設計図の統一表記法．

UPS 【Uninterruptible Power Supply】
無停電電源装置のこと．バックアップ用の電池(または発電機)を内部に持ち，停電時でもシステムを正常に稼働できるようにする装置．

UTP 【Unshielded Twist Paircable】
非シールドより対線のことで，通信ケーブルの種類の一つ．銅でできた線材を2本ずつより合わせたケーブル．10 BASE-Tや100 BASE-TXで一般的に用いられている．

VL 【Value Length】
DCIOMタグの中で示される値長さ．

VPN 【Virtual Private Network】
私設仮想回線：公衆回線を専用回線であるかのように利用できる．

VR 【Value Representation】
DICOMタブの中で示されるValueの型のことで，個数などの形式を示す．

VRML 【Virtual Reality Modeling Language】
バーチャルリアリティ・モデリング言語．

WAN	【Wide Area Network】
	通常はLANに対比して使用される言葉で，遠隔地にあるコンピュータ同士(LAN同士)を公衆回線網を使って接続したネットワークのこと．
WMA	【Windows Media Audio】
	ウインドウズ・メディア・オーディオのこと．音声圧縮フォーマットの一つ．
WORM	【Write Once Read Many】
	一度だけ書き込むことができ，消去や変更ができない記憶メディア．
WWW	【World Wide Web】
	インターネットでの情報検索システム，サービスシステムの一つ．ハイパーテキストの概念を応用した分散型の情報システム．
XML	【eXtesible Mark up Language】
	インターネット上でHTML書式よりもさらに高機能なページ記述書式を目指して開発されている書式．

参考文献

1) ピゴメントソフトウェア
    http://www.vigoment.co.jp/aboutdicom.html
2) IT用語辞典 E-word
    http://e-words.jp/
3) The 翻訳プロフェッショナル V5
    アスキー デジタル用語辞典
    http://yougo.ascii24.com/
4) ITmedia
    http://www.itmedia.co.jp/
5) @nifty 辞書
    http://www.nifty.com/dictionary/

編集後記

　本年3月に実施された第1回目の医用画像情報管理士の認定試験では，2,300名を超える方々に受験していただき，医療情報分野に関する認定制度に対する皆様の関心の高さが伺われました．また，テキスト配布から試験までが短期間であったにもかかわらず合格率が高かったことから，実際にこのテキストを利用して学習し，試験に臨まれた方も多かったと思われます．またこのテキストは，認定試験のみならず，学生教育用の資料として，新人研修用の資料として利用しているとの声も聞き，様々な場面で活用されているようです．

　今回のテキスト改訂は，前回の内容に対して皆様から寄せられた意見を中心に作業を行いました．そのため，内容的には大幅な変更がありません．しかし現実は，IT分野の進歩もさることながら，これに伴い個人情報保護法など，法的な整備もされてきております．医用画像情報管理士認定制度も，今回から韓国との国際共同認定制度としてスタートする運びとなっています．韓国のテキストはフィルムレス化が進んでいるためか，日本のテキスト以上の厚みと広範囲にわたる内容が記載されています．

　このような状況の下，日本医用画像管理学会では認定試験のためのテキストとしてだけでなく，臨床の現場で，教育の現場で，今後ますます活用されていくように，全面改訂の準備を進めております．前述のとおり認定試験に関しても，韓国との差を埋めるためには，今後，記載内容の充実を図ることが必要となってきます．

　最後に，今回の改定に当たって，日程等きびしい状況の中で我々の趣旨にご賛同いただき原稿をお寄せいただいた皆様に対し，この場をお借りして感謝の意を表します．

平成17年9月吉日
編集委員一同

医用画像情報管理の基礎

2005年10月14日	第1版第1刷発行
2007年3月6日	第1版第2刷発行

編　　集　日本医用画像管理学会（JSMIM）
発 行 者　中村　幸子
発 行 所　株式会社日本放射線技師会出版会

〒160-0023
東京都新宿区西新宿8-14-24　西新宿KFビル703
TEL：03-3227-6131
FAX：03-3227-2040

表　　紙　田端　健二
印刷・製本　株式会社TMプランニング

〈検印省略〉

※定価はカバーに表示
　してあります

ISBN978-4-86157-005-6　C3047
Printed in Japan